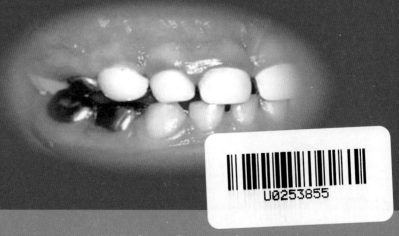

Editor **Prashant Babaji**
Foreword **VV Subba Reddy**

U0253855

冠修复在
儿童口腔医学中的应用
CROWNS IN PEDIATRIC DENTISTRY

主　编　〔印〕普拉桑特·巴巴吉
主　译　王志峰
副主译　蓝　菁　朱丽娜　李传花
译　者　（按姓氏笔画排序）
　　　　刀玉洁　马钰璐　冯雪冰　孙文双　李亚男
　　　　张甜甜　张馨月　阿依江·巴合提　彭思慧

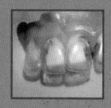 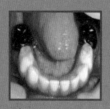 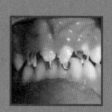 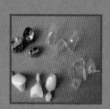

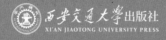
西安交通大学出版社
XI'AN JIAOTONG UNIVERSITY PRESS

Prashant Babaji.

Crowns in Pediatric Dentistry.

ISBN：978-9-351-52439-7

Copyright© 2015 by Jaypee Brothers Medical Publishers （P） Ltd.

All rights reserved.

Originally published in India by Jaypee Brothers Medical Publishers （P） Ltd.

Chinese （in simplified character only） translation rights arranged with Jaypee Brothers Medical Publishers （P） Ltd through McGraw-Hill Education （ Asia ）.

本书封面贴有 McGraw-Hill Education 公司防伪标签，无标签者不得销售。

版权所有，侵权必究。

陕西省版权局著作权合同登记号：图字 25-2020-155 号

图书在版编目（CIP）数据

冠修复在儿童口腔医学中的应用 /（印）普拉桑特·巴巴吉（Prashant Babaji）主编；王志峰主译 .-- 西安：西安交通大学出版社，2023.7

书名原文：Crowns in Pediatric Dentistry, edition:1

ISBN 978-7-5693-2913-1

I.①冠… Ⅱ.①普…②王… Ⅲ.①小儿疾病—口腔疾病—牙体—修复术—研究 Ⅳ.① R788

中国版本图书馆 CIP 数据核字（2022）第 217532 号

Guanxiufu zai Ertong Kouqiang Yixue zhong de Yingyong

书　　名	冠修复在儿童口腔医学中的应用
主　　编	（印）普拉桑特·巴巴吉（Prashant Babaji）
主　　译	王志峰
责任编辑	郭泉泉
责任校对	秦金霞
装帧设计	任加盟

出版发行	西安交通大学出版社
	（西安市兴庆南路 1 号　　邮政编码 710048）
网　　址	http://www.xjtupress.com
电　　话	（029）82668357　82667874（市场营销中心）
	（029）82668315（总编办）
传　　真	（029）82668280
印　　刷	西安五星印刷有限公司

开　　本	720 mm × 1000 mm　1/16　印张　14　字数　231 千字
版次印次	2023 年 7 月第 1 版　2024 年 4 月第 1 次印刷
书　　号	ISBN 978-7-5693-2913-1
定　　价	98.00 元

如发现印装质量有问题，请与本社市场营销中心联系、调换。

订购热线：（029）82665248　　（029）82667874

投稿热线：（029）82668803

版权所有　侵权必究

合著者

安朱·班萨尔（Anju Bansal）

准教授

儿童牙病科

Buddha 牙学院

印度比哈尔邦巴特那

贾拉克·C. 帕特尔（Jalarak C Patel）

高级讲师

儿童牙病科

哥恩卡牙科研究所

印度古吉拉特邦甘迪纳加

尼廷·夏尔马（Nitin Sharm）

准教授

儿童牙病科

拉贾斯坦邦牙学院

印度拉贾斯坦邦斋浦尔

K.S. 蓬纳查（Poonacha K S）

准教授

儿童牙病科

KM Shah 牙学院和医院

印度古吉拉特邦瓦多达拉

普拉桑特·巴巴吉（Prashant Babaji）

教授

儿童牙病科暨口腔预防科

沙拉瓦提牙科学院和医院

印度卡纳塔克邦希莫加

拉哈文德拉·谢蒂（Raghavendra Shetty）

教授

儿童牙病科

切蒂斯加尔牙学院和医院

印度恰蒂斯加尔邦拉杰纳恩德加奥恩

兰吉特库马尔·兰普拉塔普·查拉西亚

（Ranjithkumar Rampratap Chaurasia）

口腔修复科

印度马哈拉施特拉邦孟买

S. 圣尼尔纳坦（Senthilnathan S）

校长、教授

牙周病科

文卡特斯瓦尔牙学院

印度普杜切里

N.D. 沙希基兰（Shashikiran N D）

院长和校长

儿童牙病科

人民牙学院

印度中央邦博帕

B.S. 苏雷什（Suresh B S）

教授

儿童牙病科

沙拉瓦提牙学院和医院

印度卡纳塔克邦希莫加

K. 维克拉姆·谢蒂（Vikram Shetty K）

副教授兼系主任

保存齿科

齿学系

马六甲曼尼普尔医学院

马来西亚马六甲

维纳伊库马尔·S. 马萨马蒂（Vinaykumar S Masamatti）

高级讲师

保存齿科和牙髓科

马拉塔曼德尔牙学院

印度卡纳塔克邦贝尔高姆

维瓦吉特·拉姆普拉塔普·查拉西亚

（Vishwajit Rampratap Chaurasia）

保存齿科和牙髓科

印度马哈拉施特拉邦孟买

翻译版前言

　　2017 年 9 月 19 日，中国国家卫生和计划生育委员会（现为国家卫生健康委员会）发布了第四次全国口腔健康流行病学调查结果。调查结果显示：中国 3 岁、4 岁、5 岁儿童的乳牙患龋率分别为 50.8%、63.6%、71.9%，乳牙龋均分别为 2.28、3.40、4.24；乳牙患龋状况随年龄的增加而加重。使用树脂、玻璃离子等对乳牙邻面龋损或牙髓治疗后的乳牙进行牙体修复的远期效果欠佳；而使用预成冠进行乳牙牙体修复则有很好的远期修复效果。

　　预成冠可以在三维方向恢复牙齿的近远中径、𬌗龈距离和颊舌径，恢复牙弓周长和咬合关系，恢复咀嚼功能、发音功能和美学外观，预防及阻断错颌畸形的形成和发展；预成冠可以隔绝口腔微生物和牙体组织的接触，降低口腔龋齿风险，抑制龋损的进展，形成良好的口腔微环境。

　　预成冠修复临床操作简便、耗时少、成功率高、成本低、家长满意度高，是乳牙牙体修复的终极技术。基于此，我和我的团队从 2012 年开始在山东省先后举办了 4 次继续教育学习班，推广预成冠的临床使用并取得了良好的效果，开创了山东省预成冠临床应用的崭新篇章；科室临床预成冠使用率占乳牙牙体修复总量的 80%，比肩国内一线院校。

为了更好地普及预成冠的临床应用，我和我的团队精选了 *Crowns in Pediatrics Dentistry* 进行翻译。这本书系统地介绍了儿童预成冠的发展历史、操作规程和国际上不同类型的预成冠等；书籍内容贴近临床一线，有助于临床医生和大专院校师生开阔视野，拓宽思路。

成书恰逢新冠疫情，疏漏之处，尚祈海涵。

王志峰

2023 年 3 月 1 日于山东济南

原版序言

　　我很荣幸能为我学生写的书——《冠修复在儿童口腔医学中的应用》作序。这本书提供了关于传统和新型预成冠及其先进技术的大量资料。书籍提供了表格、操作流程和丰富多彩的插图等，以便各位同行更好地理解。本书有助于读者更新观念，丰富预成冠修复的相关知识并提高技术水平，有助于解决临床实践中的问题。

　　我相信普拉桑特·巴巴吉医生写的这本书将对牙科临床医生及学生的临床实践有重大的指导意义。

苏巴·雷迪医生

BDS MDS FICD（美国）

儿童牙病科

牙科学院院长

巴普吉教育协会

印度卡纳塔克邦达万盖尔

原版前言

　　目前市场上儿童牙冠种类繁多，但相关资料和长期临床研究极其匮乏。儿童牙冠已经从传统不美观的不锈钢冠发展到透明冠、预贴面冠和全瓷冠；其临床成功率更高，儿童和家长也更满意。因此，本书致力于提供传统的和现代的儿童前、后牙冠的相关信息。

普拉桑特·巴巴吉

目 录

第1章

简介及发展历史

普拉桑特·巴巴吉

　　牙科学自诞生以来历经重大演进。如今，社会对美孜孜渴求、对天然色修复日益重视，现代牙科学应该在这些方面取得跨越式的发展。美学，顾名思义是关于美的科学，即一个生命体或非生命体吸引眼球的特定细节。在现代文明的美学世界中，牙齿的美学标准包括洁白、整齐、轮廓优美。符合这些标准的牙齿不仅意味着个体营养健康、清洁卫生，彰显出自尊、魅力，同时还是衡量经济地位的标准。

　　上颌乳前牙对儿童的外貌非常关键；前牙缺损不仅影响美观，还会降低咀嚼效能、影响发音、形成口腔不良习惯、造成神经-肌肉失衡，甚至会导致儿童心理发育和社会交往异常。乳后牙对于咀嚼功能极为重要，作为天然的间隙维持器，乳后牙引导咬合正确建立；其早失会导致间隙丧失、咬合异常和继承恒牙的阻生。因此，保持乳牙健康完整是非常重要的。然而，大多数父母忽略了这一点，导致儿童咀嚼、发音和社交等困难。虽然乳牙列是过渡性牙列，但是也应以健康状态存留在口腔中，直至正常替换。

　　乳牙常因龋病或外伤受损，由此导致的牙冠缺损需要尽快修复。牙外伤的发生率是8.1‰。前牙外伤通常会导致功能、美观和心理问题。龋齿是最常见的影响儿童牙齿健康的感染性疾病之一。根据美国儿童牙科学会（American Academy of Pediatric Dentistry，AAPD）报道，低龄儿童龋（early childhood caries，ECC）是指≤71个月的儿童口腔中发生的任意乳牙龋病，包括一处或多处出现龋损（未成洞龋及成洞龋）、因龋失牙或牙面有填充物。猖獗龋（图1-1）可以发生在乳牙列、混

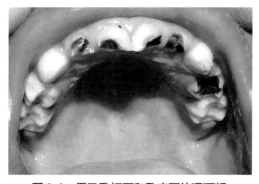

图 1-1 累及乳切牙和乳磨牙的猖獗龋

合牙列或者恒牙列。发达国家儿童猖獗龋的患病率为 1% ~ 12%，而在发展中国家则高达 70%。卡斯特（Kaste）等（1996）报道，2 ~ 4 岁儿童的龋病患病率为 18%，6 ~ 8 岁儿童的为 52%。

乳磨牙龋损可导致牙齿疼痛、早失、牙弓周长丧失、咬合紊乱。因此，龋损或牙髓治疗后牙齿的修复是必须的。选择一种理想的材料来修复严重龋损的牙齿很具有挑战性。乳牙修复最常用的材料有银汞合金、玻璃离子和复合材料。银汞合金不适合多面龋的修复。铸造冠修复不适用于乳牙和年轻恒牙的修复，因为较多的牙齿预备量会增加牙髓暴露的可能性。因此，只需要较少牙齿预备量的预成冠，如不锈钢冠（stainless steel crowns，SSC）和预贴面 SSC（various preveneered stainless steel crowns，PVSSC）等被提倡使用。1950 年，恩格尔（Engel）首次提出使用预成金属冠（preformed metal crowns，PMC）修复乳磨牙，随后，汉弗莱（Humphery）将 PMC 推广应用开来。之后，预成冠修复流程不断简化，预成冠的形态和自然牙冠的外形越来越相似。PMC 能够满足婴幼儿、儿童和青年人的美学需求。为了应对患者在美学、力学和生物学（无毒性、抗过敏、耐腐蚀）等方面日益增加的迫切需求，材料的性能已经被发展到极致。乳牙美学修复的主要困难是牙齿体积小、釉质薄、牙髓离牙齿表面近、釉质黏固面积有限及儿童行为难以管理。因为 SSC 不美观，所以研制乳牙美学牙冠成为必然。

对于大多数牙医而言，乳前牙的美学修复是一个备受关注和极具挑战性的工作。对牙医来说，恢复龋损、折断或变色乳切牙的过程充满成就感，因为牙齿修复同时恢复了生长期儿童的微笑和自信。当然，因为很难充分隔湿牙齿和管理儿童行为，所以乳牙的修复是一项非常艰巨的任务。

随着家长对乳牙美观要求的日益提高，能够完全包裹牙冠、不影响牙齿强度的 PVSSC 成为最可行的美学修复选择。一个显而易见的事实是，如果牙医不能提供一个美学牙冠修复方法，那么将缺失诊疗方法中非常重要的一部分。临床医生必须能够倾听并满足患者的需求和需要。

儿童牙冠的发展史

- 1947 年，落基山（Rocky Mountain）公司推出 PMC。
- 1950 年，恩格尔首次在儿童口腔领域应用 SSC；汉弗莱将其推广使用。
- 1950 — 1968 年，PMC 被不断改良。
- 1964 年，乔萨克（Chosak）和艾德曼（Eildeman）倡导生物学修复。
- 1970 年，聚碳酸酯冠推出。
- 1971 年，明克（Mink）和希尔（Hill）提出 SSC 修复过大牙和过小牙的技术、SSC 修复龈下深龋的技术、SSC 邻面加焊调整牙齿邻面接触的技术。
- 1977 年，麦克艾沃瑞（McEvory）提出 SSC 用于牙弓周长丧失或牙列间隙丧失的技术。
- 1980 — 1990 年，多种 PVSSC 问世。
- 1980 年，儿童珍珠冠推出。
- 1981 年，纳什（Nash）提出修整 SSC 用于相邻牙牙冠同时就位的技术。
- 1983 年，哈特曼（Hartman）提出使用饰面 SSC 技术进行前牙美学修复的技术。
- 1987 年，郑彼得（Peter Cheng）推出郑氏冠。
- 1989 年，Kinder 冠问也。
- 1990 — 1995 年，诺那·哈勒（Norna Hall）提出龋损不需要处理、直接进行 SSC 修复的儿童珍珠技术（罩氏技术）。
- 1993 年，比默（Beemer）等提出在 SSC 修复和牙齿上制作带环丝圈式间隙保持器，以替代全冠丝圈式间隙保持器。
- 1997 年，儿童自然冠推出。
- 1997 年，用以增强 PVSSC 固位力的 Zirlock（Incisalock）技术被引入。
- 2002 年，库兹基（Kuietzky）提出修复多颗乳前牙时使用劈障技术隔离术区。
- 2010 年，J.P. 汉森（Hansen J P）和 J.P. 费歇尔（Fisher J P）推出 EZ 氧化锆冠，将其用于儿童美学冠修复。

第**2**章

总　论

普拉桑特·巴巴吉，N.D.沙希基兰

乳牙修复的重要性

受益于口腔预防技术的广泛应用、社区饮用水氟化的日益普及和家长受口腔健康教育的日渐月染，儿童龋齿的患病率有了很大程度的降低，但在社会经济地位较低的人群中，低龄儿童的患龋率始终居高不下。临床上低龄儿童龋往往最先累及上颌切牙，如被家长忽视，龋病则会迅速蔓延并破坏其他牙齿。

严重龋损乳前牙的美学修复是儿童口腔医师面临的最大挑战之一。在过去的半个世纪里，对大面积龋损乳牙的治疗方法从拔除转为修复。早期修复方法包括在龋损严重的牙齿上放置不锈钢带环或牙冠。这尽管可使牙齿功能得以恢复但并不美观，因而这种修复方法局限于后牙。在过去的几十年里，成人受损牙齿的美学修复得到了极大重视。同样，家长对于儿童龋齿的美学修复也提出了更高的要求。乳前牙和乳后牙采用全冠修复，不仅能在牙齿正常脱落前维持正常的功能，还能保证牙齿美观。

健康的乳牙列对于儿童的发育至关重要，有助于形成良好的咬合关系、美学外观、正确下发音和间隙维持（流程图 2-1）并预防不良口腔习惯。反之，

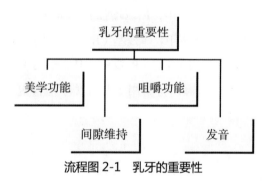

流程图 2-1　乳牙的重要性

则会导致不良口腔习惯、心理异常、咀嚼效能低下和垂直咬合距离丧失等问题。因此，修复缺损的牙冠以保持乳牙列的完整性，直到乳牙脱落、继承恒牙萌出，显得尤为重要。为解决乳牙修复中的美观问题和固位问题，研究人员先后推出了多种修复方法，如 SSC、不锈钢开面冠、透明冠、PVSSC 及聚碳酸酯冠等。

乳牙的重要性（流程图 2-1）

乳牙冠修复的目的

· 保护乳牙直至脱落。
· 维持咀嚼功能。
· 保持美观。

牙冠修复后的注意事项

牙冠的日常护理

· 避免进食黏性、韧性高的食物（如口香糖、牛奶糖等），否则可能导致牙冠脱位。
· 少用牙冠侧咀嚼，多用对侧牙齿咀嚼。
· 少咀嚼坚硬食物，否则可能导致牙冠脱落或损坏。
· 清洁牙齿时，将牙线向一侧拉出，不要向上提拉，否则可能导致牙冠脱落。

注意事项

不适或敏感：麻醉效果消退后，刚完成牙冠修复的牙齿可能会比较敏感。如牙冠修复的牙齿为活髓牙，则可能会有冷热敏感症状；建议使用脱敏牙膏刷牙，以减轻低敏症状。仅在牙齿咬合时出现敏感或疼痛症状，通常提示牙冠过高。

牙冠破损：全瓷冠或者不锈钢贴面冠有时会崩裂。如果缺损小，则可以使用复合树脂修复；如果缺损过大，则可能需要更换牙冠。

牙冠松动：牙冠黏固剂偶尔会脱落，这不仅会使牙冠松动，而且会让细菌渗入牙冠，造成牙体组织继发龋坏。如果感觉牙冠松动，则建议尽快就诊。

牙冠脱落：牙冠有时会脱落。其常见原因包括牙冠大小不合适、黏固不充分或牙冠黏固的牙体组织过小。如果发生这种情况，则建议家长携带脱落的牙冠就诊。

过敏反应：用于制作牙冠的金属是合金，儿童可能会出现对牙冠中的金属或瓷过敏的情况，但这种情况极为罕见。如有，则建议及时就诊。

龈缘黑线：牙冠修复（尤其是 PVSSC 修复）后，龈缘出现黑线是正常的，这条黑线是牙冠的金属部分。

牙齿拔除：冠修复牙齿的拔除适应证与未经冠修复的牙齿相同。

戴冠过程中的常规注意事项

无菌操作

与所有的口腔操作一样，必须预防预成冠修复术中和术后的病原体传播。操作需遵循疾病控制中心发布的《牙科诊所感染控制指南》；应使用个人防护和屏障防护措施（如手套、口罩、护目镜和隔离衣等），避免交叉污染。操作中禁止触摸未经消毒/灭菌的器械、设备和区域；掌握正确的洗手方法并对所有器械、设备正确清洁、消毒和灭菌。

咬合

在牙体预备前和牙冠试戴后，应检查上、下颌牙齿的咬合状况。咬合是下颌功能性和非功能性运动时上、下颌牙齿的接触状态。静止状态下的咬合称为正中咬合。检查咬合时应注意观察切牙、尖牙和磨牙的接触关系。

敏感

活髓牙牙体预备后，牙本质暴露可能会导致牙齿敏感，因此，牙齿预备后应首先涂布含氟涂料，再行牙冠黏固。

牙龈健康

在牙体预备过程中可能会出现牙龈撕裂；牙龈撕裂一段时间后会自行愈合。如果牙冠不合适或粘冠后残留黏固剂，则会刺激牙龈，出现牙龈炎症或牙龈萎缩。如果牙齿邻面接触区有间隙，则会发生食物嵌塞。因此，应注意清除多余的黏固剂，内收牙冠颈部，使牙冠颈缘与牙齿颈部密贴，必要时行牙冠邻面成型术或添加焊料以形成邻面紧密接触。

预备牙体发生折断

如果牙体预备后长时间未行牙冠修复，则可能发生牙齿折断。因此，牙体预备和牙冠黏固需要在一次就诊中完成。

终止线

终止线是牙体预备后的连续边缘线，是车针预备终止位置的连线。操作者脑海中必须对牙体预备后终止线的位置和外形有清晰设想，以便于塑造牙齿修复体的外形。

四种常见的龈缘终止线形式（图 2-1）：

1. 斜面肩台；

2. 浅凹状肩台；

3. 羽状／刃状边缘；

4. 台阶状肩台。

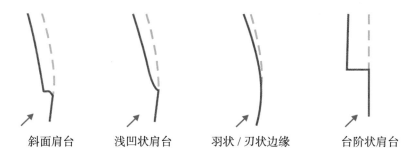

斜面肩台　　　　浅凹状肩台　　　　羽状／刃状边缘　　　　台阶状肩台

图 2-1　龈缘终止线

牙体预备前和牙体预备后，牙冠最大周长处的位置应保持不变，最大周长处的预备量应与终止线处的预备量一致，或比其略多。这种形状有利于修复体的试戴与移除。恒牙牙冠修复时牙体预备多用台阶状或浅凹状肩台，而乳牙则多用刀状／羽状边缘终止线，因为这种边缘可增强牙冠颈部的卡抱力。完全就位的牙冠可以保护终止线，使之免于碎裂，防止修复体边缘唾液和细菌形成微渗漏，避免因暴露牙本质而导致牙齿敏感和龋坏。

乳牙与恒牙的区别（图 2-2）

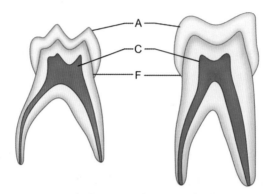

A—釉质；C—牙髓；F—牙本质。
图 2-2　乳牙与恒牙的区别

· 乳牙的牙釉质和牙本质比恒牙的薄，因此，与恒牙相比，乳牙龋损进展速度快。因为乳牙的牙釉质和牙本质比较薄（各约 1 mm），所以在牙体预备时不建议过度预备合面。建议选择牙齿预备量较少的半永久性牙冠，如厚度仅为 0.2 ~ 0.3 mm 的不锈钢牙冠。

· 乳牙颈部有明显的缩窄，这种结构有利于修复体的固位。同样，由于乳牙颈部有明显的缩窄，其牙体预备的龈缘终止线应为刃状 / 羽状边缘。

· 根分叉始于牙颈部稍下方。

· 与恒牙咬合面相比，乳牙咬合面明显狭窄。

· 恒牙釉柱排列斜向根尖（牙体预备后会产生无基釉，需要预备斜面），而乳牙釉柱排列斜向牙尖（牙体预备后不会产生无基釉）。

· 因为乳牙的髓角较高，所以活髓牙的咬合面预备过多容易导致乳牙牙髓暴露。

儿童牙冠的理想要求

· 美观上可以接受 / 天然色。

· 能持续到乳牙脱落（耐用）。

· 生物相容性好，不刺激牙龈。

· 操作简单、快速。

· 性价比高。

· 单次就诊能够完成诊疗。

· 在临床操作或口内使用过程中，美学饰面不易碎裂。

· 保持牙齿的完整性。

· 在恒牙萌出之前能够维持近远中距离。

· 恢复咀嚼功能。

· 不磨耗对颌牙。

牙冠修复的目的

· 修复或终止因龋导致的牙齿损伤。

· 保存和保护剩余的牙体组织。

· 重建口腔功能。

· 恢复美观。

适应证（参照美国儿童牙科学会的临床指南）

· 龋齿高风险儿童的前牙、后牙龋损。

· 儿童广泛性龋损。

· 大面积龋损或涉及多个牙面的龋损。

· 牙髓治疗后的牙齿。

· 龋损累及切缘的牙齿。

· 广泛的牙颈部龋损。

· 龋齿较少，但口腔卫生差。

· 儿童行为管理困难，口腔操作隔湿不彻底。

其他适应证

· 牙齿发育不全。

· 因外伤导致的牙齿大部分缺失或折断。

· 有利于心理健康发育。

· 牙冠修复后可恢复后牙的咀嚼功能并维持牙弓长度。

· 前牙变色或内源性着色的切牙美学修复。

禁忌证

- 不可修复的牙齿。
- 可通过传统方法修复的牙齿。

优点

- 恢复美观。
- 避免因乳牙早失导致心理问题和功能异常。
- 维持牙弓的长度和空间。

牙冠的选择

牙冠的选择主要有以下三种方法。

- 在牙齿预备之前，测量牙齿的近远中径并选择相似尺寸的牙冠。
- 在牙齿预备之后，测量其近远中牙齿之间的距离并选择相似尺寸的牙冠。
- 试错法。

材料及设备

器械及其他

- 诊查器械——口镜、探针、牙周探针、镊子（图2-3）。
- 预成冠（图2-4）。

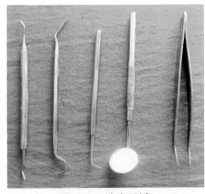

图2-3　诊查器械

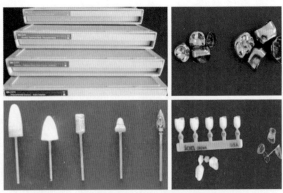

图2-4　不同类型的预成冠和修整抛光磨头

- 调拌器械——调刀（金属或塑料）、玻璃板、水门汀调拌纸、水门汀、复合树脂套装（图 2-5 和图 2-6）。

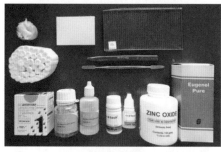

图 2-5　不同类型的黏固剂及辅助物品

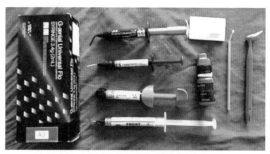

图 2-6　复合树脂套装

- 修复器械及器械盒。
- 其他——吸唾管、排龈线、纱布块、棉卷、凡士林、牙线。
- 预备器械——高速手机、直机、球状车针、圆末端锥状车针、细锥状车针、火焰状磨头（图 2-7 和图 2-8）。
- 修整和抛光用磨头和磨轮（图 2-4）。
- 修整钳（图 2-9）——缩颈钳、成型钳（球窝钳、戈登钳）、缩边钳、豪氏钳。

1. **成型钳**（图 2-9）：戈登钳（No.137）常用于牙冠轮廓和形状大体成型。约翰逊（Johnson）球窝成型钳（No.800-112）：用于改进 SSC 的邻间接触区和牙冠颈缘的轮廓。

2. **缩颈钳**（No. 800-417、No. 800-421）：专门用于 SSC 和临时冠的颈缘内收（图2-9）。

3. **豪氏钳**（No.110）：用于调整牙冠邻面接触区和牙冠轮廓的直钳和弯钳（图2-9）。

- 剪刀——直剪、弯剪（图 2-10）。
- 剪冠剪（图 2-10）。

A. 修边剪（No. 801-203）。

B、D. 弯剪（No. 801-202）。

C. 直剪（No. 801-201）。

E. 万用剪（No. 230-212）。

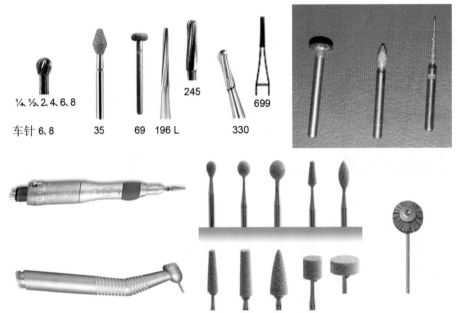

手机（高速、直机），不同的牙体预备车针（球状、圆末端锥状、细锥状、火焰状），牙冠修整和抛光磨头。

图 2-7 手机和车针

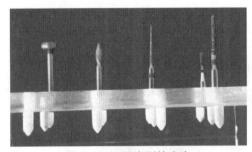

图 2-8 不同类型的磨头

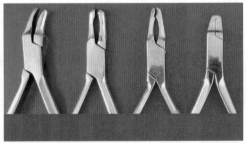

从左到右分别为鹰嘴钳、球窝钳、缩颈钳、卷边钳。

图 2-9 预成冠修整钳

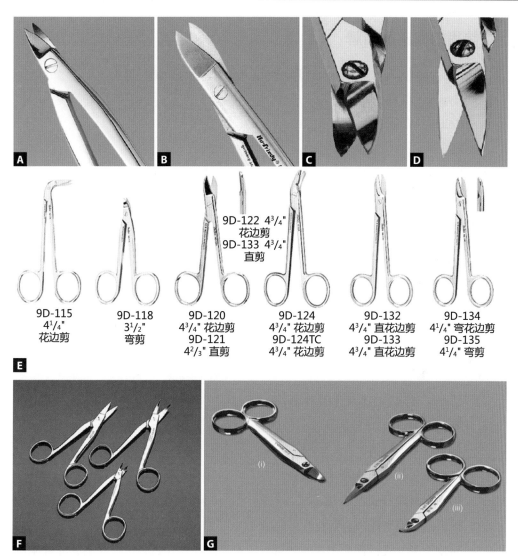

（A）修边剪；（B）直剪；（C）弯剪；（D）万用剪；（E）剪冠剪；（F）剪冠剪；（G）
冠剪切剪：（i）修边弯剪；（ii）直冠剪；（iii）弯冠剪。

图 2-10　剪冠剪

术区隔离：橡皮障的应用

在进行儿童口腔修复操作时，强烈建议使用橡皮障，以便在牙体预备和试冠时
获得更好的手术视野和手术入路。

常用的橡皮障品牌

· Ash range（Ash Instruments Dentsply, Addlestone Surrey UK）.

· Hygenic 和 Hu Friedy.

· Coltene Whaledent.

· Zirc.

· Roeko.

· Ivory（Heraeus Kulzer）.

· Ultradent.

其他类型的橡皮障

· Optidam （Kerr）.

· Optradam（Ivoclar Vivadent）.

橡皮障的优点

· 获得更好的手术视野和手术入路。

· 隔湿。

· 防止软组织损伤。

· 防止牙冠和小器械等异物误吸。

· 提高儿童配合度。

· 提供感染控制屏障，防止交叉感染。

· 对使用笑气进行行为管理的儿童，强迫其使用鼻呼吸，以提高笑气的效能。

· 提供清洁、干燥的操作区域。

适应证

· 隔离术区。

· 防止牙科器械和材料误吸。

· 预防交叉感染。

· 有清晰的术区视野。

禁忌证

· 患者有上呼吸道疾病或患有影响鼻通气的疾病，如鼻窦炎。

· 对乳胶过敏。

· 不合作的儿童。

橡皮障装置（图 2-11A ～ I）

· 橡皮障布。

· 橡皮障架（金属或塑料）。

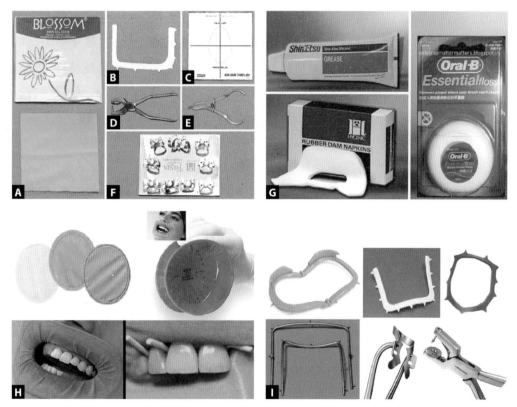

（A）橡皮障布；（B）橡皮障架；（C）打孔板；（D）打孔器；（E）橡皮障钳；（F）橡皮障夹；（G）润滑剂、橡皮障垫巾、牙线；（H）简易橡皮障；（I）不同材质的橡皮障架（金属和塑料）、橡皮障钳、打孔器。

图 2-11　橡皮障装置

· 打孔板。

· 打孔器。

· 橡皮障钳。

· 橡皮障夹（有翼或无翼）。

· 其他——橡皮障垫巾、润滑剂、牙线。

橡皮障布

橡皮障布以成卷包装或预切割成正方形包装。预切割橡皮障布每盒 32 张或 56 张。橡皮障布有不同的尺寸（5 英寸 × 5 英寸或 6 英寸 × 6 英寸）、厚度（薄、中等或厚，中等厚度常用于儿童牙病治疗和根管治疗）和颜色（绿色、蓝色、深紫色、黑色、灰色、粉红色、浅紫色、白色和黄色）（图 2-11A）。大多数橡皮障布是由乳胶制成的，少数橡皮障布由非乳胶（如硅胶）制成。5 英寸 × 5 英寸中等厚度的橡皮障布最适合儿童使用。颜色越深，橡皮障布和牙齿间的对比度越好。橡皮障布一面为哑光，一面有光泽；哑光面朝向操作者，光泽面为组织面。橡皮障布有香味，可以掩盖乳胶的味道。也可选择一次性预成型快速橡皮障布（图 2-11H）。在阴凉、干燥环境（如冰箱）中储存，生产时间较短，橡皮障布的性能和质量最优；储存太久的橡皮障布容易撕裂。

橡皮障架

橡皮障架有塑料和金属材质，有不同尺寸与橡皮障布的大小相适应；形状有 Young（"U"形）或 Svenska N-O（椭圆形）两种。使用时，应将橡皮障架置于橡皮障布的边缘，使其和橡皮障布的边缘重叠。塑料材质的橡皮障架不会影响影像学检查结果的判读。

打孔板

打孔板是一张白色薄板，其上标识了橡皮障布上乳牙和恒牙的相应打孔位置。

打孔器

打孔器（图 2-12）用于在橡皮障布上制作隔离牙齿的孔。橡皮障布放置在面部居中水平位置；橡皮障布上缘覆盖上唇而不阻挡鼻孔通气。根据需要隔离的牙齿牙位和数目进行。打孔器 1 号孔用于下颌切牙，2 号孔用于上颌切牙，3 号孔用于尖牙和前磨牙，4 号孔用于磨牙。

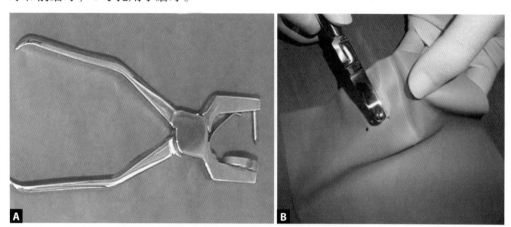

（A）打孔器；（B）橡皮障打孔的方法。
图 2-12　打孔器及打孔的方法

孔洞的数目应是充分隔离牙齿所需的最小数目。在治疗邻面龋损时，相邻牙齿也应被隔离。当隔离多颗牙齿时，建议使用劈障法，即切开牙齿邻接区域的橡皮障布，形成一个连续的裂口。

橡皮障钳

橡皮障钳用于夹持、放置和移除牙齿上的橡皮障夹。橡皮障钳有不同类型。最常用的类型有 University of Washingston/Stoke，Brewer （Ash, Dentsply, Wey-bridge, Surrey, UK）和 Ivory （Heraeus Kulzer, South Bend, IN, USA）。

橡皮障夹

橡皮障夹（图 2-13）对于橡皮障布的固定至关重要。现有 50 多种不同类型的橡

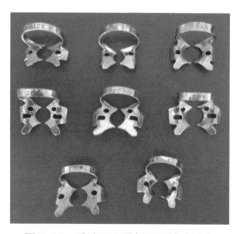

图 2-13　乳磨牙和乳切牙用橡皮障夹

皮障夹，可分为有翼的橡皮障夹和无翼的橡皮障夹两种（图 2-14）。不同的橡皮障夹以数字、字母或颜色标识。橡皮障夹有 1 对由弓部连接的喙。为了增强橡皮障夹的夹持力，部分橡皮障夹的喙为不对称的锯齿状设计。橡皮障夹的喙部与牙齿颈部最少有 4 点接触。橡皮障夹的选择取决于需要隔离的牙齿、采用的橡皮障放置方法以及操作者的喜好。有翼的橡皮障夹允许更多的牙龈组织收缩，可使用一步法，而无翼的橡皮障夹则使用两步法。大多数橡皮障夹由不锈钢制成，但有些由电镀钢制成（不耐腐蚀），还有些非金属橡皮障夹由塑料制成（Soft Clamp, Kerr Hawe, Bioggio，瑞士）。橡皮障夹还可分为下倾喙橡皮障夹和平口喙橡皮障夹。下倾喙橡皮障夹与牙齿颈部有 4 点接触。

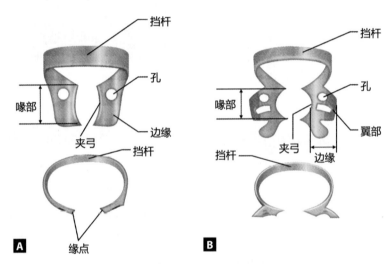

（A）无翼的橡皮障夹；（B）有翼的橡皮障夹。
图 2-14　橡皮障夹的类型

　　当使用橡皮障隔湿时，应始终用牙线系住橡皮障夹（图 2-15），以防止误吞、误吸。可以用 8 ～ 10 英寸长的牙线穿过橡皮障夹一侧喙上的孔并缠绕在夹弓上，然后穿过橡皮障夹对侧喙上的孔并系牢。儿童牙科中常用的橡皮障夹有以下几种。

- 12A 橡皮障夹（Ivory, Miles Inc., Dental Products, South Bend, IN）：用于左上第二乳磨牙和右下第二乳磨牙。
- 13A 橡皮障夹（Ivory, Miles Inc., Dental Products, South Bend, IN）：用于右上第二乳磨牙和左下第二乳磨牙。

- 2A 橡皮障夹（Ivory, Miles Inc., Dental Products, South Bend, IN; Hygienic Corp,
  Akron, OH）：用于第一乳磨牙。
- 14 橡皮障夹：用于完全萌出的恒磨牙。
- 14A 橡皮障夹：用于部分萌出的恒磨牙。

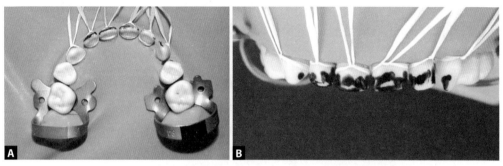

图 2-15　用橡皮障隔离每颗牙齿，并用牙线和橡皮障夹固定

选择适当的橡皮障夹后，用 12 ～ 18 英寸长的牙线系住橡皮障夹弓部。如果操作中橡皮障夹从牙齿上脱离并掉落到口腔后部，牙线有助于取回橡皮障夹。

其他配件

- 橡皮障垫巾：将橡皮障垫巾放置在橡皮障和患者面部之间，有助于吸收水分，提高患者的舒适度。
- 润滑剂：将润滑剂（如 topical Ultradents 或 KY 胶）涂布到橡皮障布的组织面，以便于橡皮障布能顺利通过牙齿邻接区域。

橡皮障安装技术

对儿童患者使用橡皮障是一种常规口腔操作。 形象化用语把橡皮障布称作"雨衣"，把橡皮障夹称作"纽扣"，把橡皮障架称作"衣架"。恰当的局部麻醉有助于减轻安装橡皮障带来的不适。

橡皮障有四种安装方法，具体如下。

1. **橡皮障夹优先法**：首先选择一个合适的橡皮障夹并在牙齿上就位。使用牙线系牢橡皮障夹非常重要。检查橡皮障夹的稳定性，然后将双手食指分别放置在橡皮障布基牙孔的颊舌侧，拉伸橡皮障布，使之呈椭圆形，将基牙孔越过橡皮障夹的弓部和翼部，放置橡皮障布。这种方法清晰地观察到牙齿和橡皮障夹的接触关系。

2. **橡皮障布优先法**：双手将打好的孔沿颊、舌方向撑开，然后套入被隔离的牙齿，直到牙龈组织可见。术者固定橡皮障布，助手放置橡皮障夹，然后松开橡皮障布。

3. **弓法**：将橡皮障夹的弓部穿过打好的孔，然后用一只手收集并握住橡皮障布，同时将橡皮障夹放置到牙齿上，最后将橡皮障布固定在橡皮障架上。该方法有助于清楚地观察到橡皮障夹需要放置的区域。

4. **翼法**：首先将打孔的橡皮障布放置于橡皮障架上，然后将有翼的橡皮障夹放置于孔洞处并用橡皮障钳撑开，将橡皮障夹和橡皮障布作为一个整体一同放到需要隔离牙齿的颈部，使用扁平工具将橡皮障布从翼部放置到橡皮障夹根方。在没有助手帮助的情况下，术者可使用此方法安装橡皮障。

前牙隔离的方法

单颗牙齿隔离法

单颗牙齿隔离法的优点在于可以提供更大的牙龈移位和更好的隔湿效果，缺点是用固定牙线可能会导致牙龈出血、术后不能快速地移除橡皮障及影响牙冠的放置和抛光。

如前所述，在橡皮障架上预放置橡皮障布，根据需要隔离牙齿的数目，在橡皮障布上打适当数目的孔，撑开这些孔并通过牙齿，在隔离牙齿远中端的牙齿邻面放置一个橡皮障楔线或一小块橡皮障布，用以固定橡皮障。在牙齿颈部使用 12 ～ 18 英寸的牙线结扎牙齿：让助手用钝头的器械将牙线尽量固定在牙齿舌、腭侧根方（图 2-15），将牙线从邻面拉至唇侧，并在牙颈部根方用外科结收紧牙线。如果橡皮障不够稳固，则需要在远中磨牙上放置橡皮障夹并在橡皮障布对应的位置打孔。

治疗完成后，剪除结扎线，去除橡皮障楔线，拉伸乳胶布，将牙齿邻面间隔用剪刀剪开，将橡皮障夹、橡皮障布和橡皮障架一起去除。

劈障法

劈障法的优点是能快速地安放和移除橡皮障，而不影响牙冠的佩戴和抛光，缺点是只能带来中等程度的隔湿效果。

　　拉伸橡皮障布，将其放置在橡皮障架上，然后在橡皮障布上打适当数目的孔。用剪刀剪开孔间相连的橡皮障布（图2-16）。该孔围绕要治疗的牙齿向近、远中伸展，并用橡皮障楔线或一小块橡皮障布固定橡皮障。也可以在两侧乳尖牙和第一乳磨牙之间放置橡皮筋，并围绕橡皮障架和患者头后部固定。治疗完成后，取下橡皮障楔线和橡皮障夹，将橡皮障夹、橡皮障布和橡皮障架一起去除。

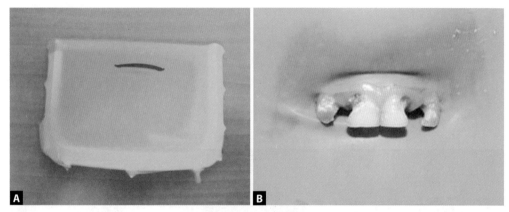

图 2-16　劈障法

黏固 / 用于儿童牙冠的黏固剂

　　儿童口腔医学中使用的所有类型的牙冠，如 SSC 和 PVSSC，都需使用黏固剂进行黏固。许多黏固剂都符合牙冠黏固的要求。早期推荐使用磷酸锌水门汀和聚羧酸锌水门汀进行牙冠黏固；但目前研究显示，玻璃离子水门汀或树脂改性玻璃离子水门汀能够提供更好的牙冠固位力，且微渗漏更少。降低微渗漏的发生率可减少由继发龋、牙髓病引起的牙髓病，增加根管治疗等临床治疗的成功率。

　　黏固剂可以将修复体固定于恰当位置，填补了牙冠和（预备后）牙体之间的空隙，从而支持咬合面形态，填充和封闭终止线区域。在黏固过程中，必须清除所有碎屑，冲洗并干燥术区（不要过于干燥，以免使暴露的牙本质小管过于敏感），并用棉卷隔离术区，以防止发生唾液污染。水门汀的黏稠度不同，其干燥、硬固过程对牙冠产生的殆向压力也不同；这种压力会使牙冠发生殆向移位。黏固后的咬合检查可以发现牙冠移位。轻微的咬合早接触（高点）可以通过口内调磨牙冠修正。严重错殆

（异常的咬合接触）会使牙冠脱离预备终止线，需要拆下牙冠重新黏固。在黏固过程中，将牙齿加力固定在正中咬合位，可以防止大多数牙冠移位的发生。在牙冠黏固过程中，应按黏固所需稠度调拌黏固剂。

用于牙冠黏固的水门汀（图 2-17）

- 磷酸锌水门汀。
- 玻璃离子水门汀。
- 树脂改性玻璃离子水门汀。
- 聚羧酸锌水门汀。
- 氧化锌丁香油酚水门汀。
- 树脂黏固剂——Panavia 21。

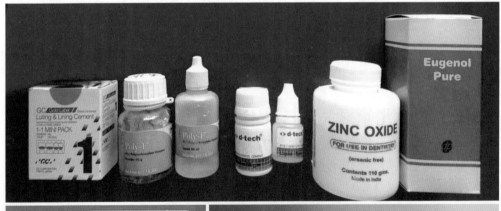

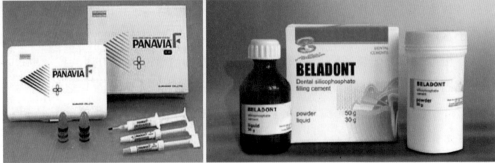

图 2-17　不同类型的水门汀

目前对于 SSC 固位力的常见观点是，牙冠颈缘和牙齿颈部的贴合程度对于牙冠的固位力最为重要。诺夫辛格（Noffsinge）等使用拔除的第三磨牙在体外对比研究了三种黏固剂对 SSC 的固位性能，发现聚羧酸锌水门汀与两种玻璃离子水门汀的平均固位力没有统计学差异，牙冠的机械固位力并不是影响牙冠整体固位力的主要因素。1988 年，J.H. 伯格（Berg JH），D.E. 佩蒂（Pettey DE）和 M.O. 哈金斯（Hutchins MO）对比研究了聚羧酸锌水门汀、磷酸锌水门汀或玻璃离子水门汀黏固 SSC 后牙冠颈缘的微渗漏情况，结果表明，三种水门汀黏固 SSC 后牙冠颈缘微渗漏的发生率没有统计学差异。

氧化锌丁香油酚水门汀

氧化锌丁香油酚水门汀是在玻璃板上调拌氧化锌粉末和丁香油酚液体制得。长期以来，氧化锌丁香油酚水门汀因对牙髓无刺激而被认可，是评估所有新型黏固剂对牙髓相容性的"金标准"。调拌后的氧化锌丁香油酚水门汀是未反应的氧化锌颗粒和丁香油酚以及两者反应产物丁香油酚锌的混合物。某些高强度的氧化锌丁香油酚水门汀已被成功应用于 SSC 的黏固，其中，个别 SSC 需要多次黏固的缺点被良好的牙髓相容性抵消。通过在氧化锌粉末中添加合成树脂或石英、在丁香油酚液体中添加乙氧基苯甲酸，可以极大地提高氧化锌丁香油酚水门汀的抗压强度。虽然这种方法提高了氧化锌丁香油酚水门汀的抗压强度（从 2000 psi 增加到 15000 psi），但是用水浸法测得的黏固剂的水溶解度增加了 4 倍。尽管如此，这些改良的黏固剂——Fynal、IRM 和 Opotow EBA（Teledyne Corp）仍是一些儿科医生黏固牙冠时的首选材料。

磷酸铜水门汀、磷酸锌水门汀和磷酸硅水门汀

磷酸铜水门汀、磷酸锌水门汀和磷酸硅水门汀都以被水稀释和缓冲的磷酸作为液体，因此，低 pH 会对牙髓产生一定程度的刺激性。磷酸铜水门汀的粉末是氧化亚铜（红色）或氧化铜（黑色）；磷酸锌水门汀的粉末是氧化锌和氧化镁；磷酸硅水门汀的粉末主要是磷硅酸盐玻璃。当水门汀混合反应后，磷酸铜水门汀的初始 pH 值最低，磷酸锌水门汀的初始 pH 值最高；28 d 后，磷酸铜水门汀、磷酸硅水门汀及磷酸锌水门汀的 pH 值基本相同，其中磷酸铜水门汀的 pH 值约为 6，磷酸硅水门

汀的 pH 值约为 6.7，磷酸锌水门汀的 pH 值约为 7。

磷酸锌水门汀

氧化锌与磷酸混合后产生的磷酸锌水门汀，通过填充空隙和缺隙来黏固或形成机械锁结固定修复体，主要用于黏固间隙保持器的不锈钢带环。磷酸锌水门汀易于调拌、便于操作，已在临床上应用多年。

马修森（Mathewson）等（1974）研究发现，磷酸锌水门汀是五种用于 SSC 黏固的水门汀中的最佳选择。较高的粉液比可以使黏固剂获得最大的抗压强度、较低的水溶解度、适当的厚度和较少的游离酸。冷却磷酸锌水门汀的调拌板，可以延长操作时间，缩短其在口腔中的凝固时间，并可以提高不锈钢带环的固位力［谢泼德（Shepard），1978］。

磷酸锌水门汀的缺点

· 较低的pH会激惹牙髓。磷酸锌水门汀的pH值可以在7.0以下并保持48 h［诺曼（Norman），1966］。威尔逊（Wilson，1974）的研究发现，磷酸锌水门汀可溶于蒸馏水和有机酸。
· 无抗菌性能。
· 可溶解于唾液且缺乏黏固力。
· 使用磷酸锌水门汀黏固活髓牙时通常需要涂布两层脱敏剂。

磷酸硅水门汀

受益于氟化物的释放，磷酸硅水门汀可降低龋活跃性。其粉末主要是氧化锌，液体主要是聚丙烯酸。在第 7 天时，磷酸硅水门汀抗压强度最高（约为 25000 psi），而磷酸铜水门汀和磷酸锌水门汀的抗压强度约为 22000 psi。

聚羧酸水门汀

它是一种能够与牙齿形成化学结合的黏固剂。凭借其化学结构，聚丙烯酸可与某些阳离子发生化学结合或螯合。因此，牙齿中的钙或磷可与凝固的聚羧酸水门汀形成化学结合。聚羧酸水门汀主要由氧化锌粉末和聚丙烯酸液体混合反应形成。有研究观察到 SSC、聚羧酸水门汀和釉质三者间直接结合的情况 [米兹拉（Mizrah）和史密斯（Smith），1968]。聚羧酸水门汀对牙髓的激惹程度与氧化锌丁香油酚水门汀的相似。与磷酸锌水门汀和加强型氧化锌丁香油酚水门汀相比，聚羧酸水门汀具有较高的强度 [阿尔法伦（Arfali）和阿斯加（Asgar），1978]。但是，这种强度并不会增强聚羧酸水门汀的其他物理性能，如抗张强度、抗压强度或膜厚度等。

聚羧酸水门汀的主要优点是对口腔组织的刺激性弱，能够黏固牙齿组织和 SSC。聚羧酸水门汀的其他物理性质与磷酸盐水门汀的类似。聚羧酸水门汀的缺点是要求配比精确、操作准确，以及要求牙齿表面清洁、无污染。

氧化锌中的锌可与修复体的金属表面结合。这种结合发生在聚羧酸水门汀和 SSC 之间。这也是聚羧酸水门汀被强烈推荐用于 SSC 黏固的原因。尽管聚羧酸水门汀的初始 pH 值很低（约为 1.7），但其对牙髓激惹较小，总体激惹反应与氧化锌丁香油酚水门汀的类似。其原因是，牙髓激惹程度与酸性分子的大小和（或）蛋白质复合物的含量有关。无论如何，聚羧酸水门汀通过牙本质小管向牙髓的扩散程度有限。聚羧酸水门汀的主要缺点是凝固太快，这限制了一次调拌能够黏固牙冠的数量。聚羧酸水门汀的抗压强度小于磷酸锌水门汀的。但是，拉伸试验（反相试验和铸件黏固拔出模拟实验）显示出两者仅有很小的差异。这些水门汀的水溶解度都很低，其影响可以忽略不计。但是，过度聚合的牙体预备确实会导致牙冠松动，一般认为这是由水门汀的蠕变或流动造成的。

玻璃离子水门汀

玻璃离子水门汀是一种应用前景广阔的新型材料，其固体是铝硅酸盐玻璃粉末，液体是聚丙烯酸、衣康酸和酒石酸的混合物。正如磷酸硅水门汀是硅酸盐和磷酸盐的混合物一样，玻璃离子水门汀是硅酸盐和聚羧酸盐的混合物。玻璃离子水门汀具有与磷酸硅水门汀、磷酸锌水门汀相当的抗压强度和氟释放能力，通过聚羧酸盐螯合到牙齿上，对牙髓的激惹程度和聚羧酸水门汀的类似。有研究显示，玻璃离子水门汀是黏固 SSC 的最佳材料。硅酸盐和聚丙烯酸结合形成玻璃离子水门汀。磨细的钙、铝和氟硅酸盐玻璃与 50% 的聚丙烯酸溶液按一定粉液比（1.3 : 1）调拌混匀，这是最重要的。玻璃离子水门汀微溶于唾液，凝固时间较慢。玻璃离子水门汀能黏附到牙齿表面，因此操作时需隔离邻近牙齿。玻璃离子水门汀可释放氟离子，继而被邻近的釉质吸收。已有使用玻璃离子水门汀充填恒牙导致术后敏感的报道。玻璃离子水门汀的优势与聚羧酸水门汀的相似；其缺点包括不耐湿、偶有牙髓刺激、初期凝固性低、黏固性能不稳定、放射线阻射性低及缺乏长期临床疗效评估等。史密斯（1983）在一篇有关牙科黏固剂的综述中指出，目前还没有一种完美的牙科黏固剂。因此，每一种材料的使用都必须综合考虑其优点和缺点。

树脂水门汀——Panavia 21（图 2-16）

Panavia 21 是一种改良的自酸蚀树脂水门汀，可直接与金属和硅酸盐表面结合，无须其他黏固剂。Panavia 21 的作用机制不受所黏固牙齿的限制且便于清洁。它有良好的抗菌性能，无须使用额外的消毒剂，适用于金属冠、桥和嵌体/高嵌体的黏固。其放射学投照有 3 种不同程度的阻射影像和半透明影像。

另外两类树脂黏固剂是丙烯酸树脂和复合树脂。它们的缺点是配比和操作困难、成膜过厚、难以去除多余部分及（尤其是）术后敏感性；它们的优点是抗压强度足够高、溶解度很低，但是这些优点远不能抵消其缺点。

黏固步骤

牙冠应该被黏固在清洁、干燥的牙齿上。建议用棉卷隔离牙齿，将凡士林涂抹在邻接部位。

- 黏固前需冲洗并干燥牙冠内、外表面。磷酸锌水门汀、聚羧酸水门汀和玻璃离子水门汀是牙冠黏固的首选材料。
- 使用磷酸锌水门汀黏固活髓牙前，应在牙齿表面涂布两层脱敏剂。将磷酸锌水门汀拌至适当黏稠度，使用调拌刀蘸取水门汀拉丝，长度距离搅拌板可达1.5 英寸以上。将磷酸锌水门汀填充牙冠的 2/3，牙冠内壁表面都应被磷酸锌水门汀覆盖。调拌磷酸锌水门汀时应避免产生气泡。
- 充分干燥预备后的牙体表面，将牙冠完全就位。牙冠最终就位应遵循既定的牙冠就位道。黏固剂在所有冠边缘均应溢出。为确保牙冠完全就位，可使用口镜柄或带环就位器辅助就位。
- 在黏固剂硬固前，让患者以正中咬合位咬紧棉卷以施加压力，并确认咬合保持不变。

· 对磷酸锌水门汀，可使用探针或刮治器轻松清除。当聚羧酸水门汀部分凝固时，会达到类似于橡胶的黏稠度，在此阶段，应使用探针清除多余的黏固剂；使牙线从牙齿邻接通过，以清除邻面多余的黏固剂。
· 患者离开前，应彻底冲洗口腔，并再次检查其咬合关系和软组织。

参考文献

[1] Anterior crowns used in children. Morenike Ukpong. Dep of Paediatric Dentistry, Obafemi Awolowo University, Ile-Ife, Nigeria.

[2] SCHWARTZ S. Full coronal aesthetic restoration of anterior primary teeth. Crest, Oral-accessible at www.dentalcare.com, 2012, 21.

[3] Guideline on Pediatric Restorative Dentistry. Reference Manual. Pediatric Dentistry. 2013; 34（06）: 214–221.

第3章

不同类型的牙冠在儿童口腔医学中的应用

普拉桑特·巴巴吉，贾拉克·C.帕特尔，K.S.蓬纳查，

安朱·班萨尔，拉哈文德拉·谢蒂

牙冠的分类

根据牙冠所用的材料分类（作者推荐该分类）

· 全金属冠：

SSC（SSC / PMC）；

铝冠。

· 不锈钢贴面冠。

· 树脂 / 复合冠：

透明冠；

复合壳冠；

新千禧冠；

玻璃离子冠；

聚碳酸酯冠；

Kudos 冠；

儿童自然冠；

儿童甲壳冠；

艺术玻璃冠。

· PVSSC：为表面含复合物、树脂、低压聚乙烯、聚乙烯或环氧树脂贴面的
SSC。

NuSmile 冠；

儿童弹性白色贴面冠；

儿童珍珠冠；

郑氏冠；

Whiter Bitter 冠；

儿童计算机冠；

儿童高密度聚乙烯贴面冠；

Dura 冠。

· 陶瓷（氧化锆）冠：

ZIRKIZ 冠；

EZ 冠；

Kinder 冠；

瓷睿刻冠；

瓷基金属冠。

· 生物牙冠。

根据全冠修复体黏固或黏结方式分类

· 黏固方式：

SSC；

PVSSC；

全瓷冠。

· 黏结方式：

树脂冠；

复合冠；

生物冠。

用于修复严重龋坏牙齿的桩／核类型

- 螺纹及非螺纹金属桩。
- 纤维桩。
- 复合桩。
- 天然桩。

用于儿童全冠修复的牙冠的材料

- 全金属；
- 金属贴面；
- 全瓷（氧化锆）；
- 全树脂；
- 复合体。

全金属冠

- 全金属冠使用的金属包括金合金、其他合金（如钯合金）或非贵金属（如镍或铬）合金。
- 全金属冠需要预备的牙体组织量较少。
- 全金属冠可以较好地承受咬合力和咀嚼力且耐磨性能最佳。
- 金属色泽是全金属冠的主要缺点。
- 对于视野之外的磨牙，全金属冠（如 SSC、铸造金属冠、铝冠）是一个理想的选择。

金属贴面冠

- 与全金属冠不同，金属贴面冠的颜色可与邻牙匹配。
- 使用金属贴面冠修复牙齿后，对颌牙的磨耗较大。
- 金属贴面冠对于前牙或后牙都是一个很好的选择。

· SSC 的金属外观可被复合材料、树脂或陶瓷贴面遮盖。

全瓷（氧化锆）冠

· 可提供最佳的自然牙色。

· 对金属过敏的人更适合。

· 对于前牙修复，全瓷冠是理想的选择。

· 全瓷冠的成本较高，因此在儿童群体中使用受限。全瓷冠容易折裂，且进行牙体预备时需要去除较多的牙体组织。

· 常规全瓷冠更多用于恒牙列。用于乳牙的全瓷预成冠有 EZ 冠、Kinder 冠等。

受特殊原因影响，全瓷冠只能用在 15 岁及 15 岁以上青少年的前牙修复中。15 岁时，前牙髓腔宽度缩小，降低了牙体预备过程中牙髓暴露的风险，加上此时前牙的主动萌出已基本完成，也可降低牙体预备过程中牙髓暴露的风险；同时，因摔倒或碰撞导致牙冠折断的可能性也大大降低。

全树脂冠（丙烯酸甲壳冠）

· 价格低廉。

· 会随着时间的推移而磨损。

· 比烤瓷金属冠更易折断。

丙烯酸是最适合 15 岁以下儿童恒前牙甲壳冠的材料，因为其价格低廉，只需预备较少的牙体组织，所以是一种非常合适的临时材料。其用作临时冠修复材料主要有以下两个原因：① 颜色稳定性差，牙冠易着色，特别是儿童在进食易着色的食物（汤、茶，颜色稳定性差）后；② 牙冠易折裂。

丙烯酸不被用作前牙甲壳冠材料的原因如下。

· 丙烯酸能释放高分子聚合物，这种聚合物对牙髓有毒性。与恒牙相比，乳牙更易受损，原因在于乳牙牙本质更加疏松多孔、厚度更薄。

· 丙烯酸还有收缩牙龈的作用，可导致牙龈退缩。牙龈边缘的材料渗出物引起的牙龈反应也可导致牙龈退缩。

· 无论是丙烯酸甲壳冠还是全瓷冠，在牙体预备时都可能导致乳牙牙髓暴露。

复合冠

· 复合冠与相邻的天然牙有很好的颜色匹配。

· 可以选择恰当的遮色。

· 不磨损对颌牙。

· 生物相容性好。

· 在黏固过程中需要充分隔湿，如透明冠、儿童自然冠。

全金属冠

牙冠的成分

· SSC

铬 17% ～ 20%；

镍 8% ～ 12%；

碳 0.15%；

铁 0.08% ～ 0.12%。

· 镍基冠

镍 70% ～ 80%；

铬 10% ～ 25%；

钼 2% ～ 4%；

铝 2%；

铍 0.5%。

· 锡基冠

锡 96%；

银 4%。

SSC

　　SSC 是儿童口腔科最常用的牙冠类型。SSC 通常被称为铬钢冠（俗称"银冠"）。这种闪亮的银色牙冠非常坚固、经济、耐用。如果不考虑美观因素的话，那么 SSC 就是一个很好的选择。克罗尔（Croll，2013）认为，SSC 易于就位、抗折性好、耐磨性高、固位力强（可用至牙齿脱落）。对于严重龋坏的乳牙来说，SSC 是最耐用的修复体。即使在有血液和唾液存在的情况下，便于缩颈操作的 SSC 可以快速地在预备好的牙齿上就位；即使剩余牙体组织较少，但术后成功率依然很高。很多父母拒绝用 SSC 修复孩子的牙齿仅仅是由于难以接受 SSC 的金属色。在极个别的情况下，SSC 会引起局部组织激惹，这种情况可能是由金属过敏导致的。

　　SSC 是一种全冠修复体，是根据牙冠外形预制的金属冠（PMC），适用于单颗牙齿的修复并使用生物相容性黏固剂黏固。PMC 可靠、耐用。在不考虑美观因素的情况下，SSC 修复在很多方面都是乳牙牙体治疗的"金标准"。西尔（Seale）认为，SSC 修复是一种极其耐用和高性价比的修复方法；SSC 全面包裹牙齿，可以预防高风险牙齿的龋坏。

　　PMC 于 1947 年由落基山公司发明。1950 年，恩格尔首次将 PMC 应用于乳磨牙修复；同年，汉弗莱博士推广使用了 PMC。在此之前，严重龋坏乳牙的治疗方法是拔除。1950 — 1968 年，人们对 SSC 修复技术进行了一系列改进，简化了试冠流程，根据乳磨牙的解剖形态改善了预成冠的形态。与其继承恒牙的形态有很大不同的是，乳磨牙在牙冠颈部 1/3 处有较大的外形凸点。预成冠颈缘的薄金属有足够的延展性，可以进入牙齿倒凹区。乳牙釉质和牙本质的厚度比恒牙的要薄得多。SSC 是专为乳牙和恒牙设计的，与对应天然牙的解剖外形非常相似；其主要通过颈部倒凹区获得固位。一般认为，SSC 修复优于大范围、多牙面银汞合金冠修复，且具有更长的临床寿命。出于美学方面的考量，对前牙一般采用开面式 SSC 修复；市场上也有不同品牌的 PVSSC 可供选择。

　　因为预成冠的颈缘不能像金合金冠等形成精确的颈缘贴合，所以 SSC 对于恒牙仅作为临时冠使用，不能耐受长期使用。科沃利克（Kowolik）等（2007）的研究表明，儿童口腔专科医生比全科牙医更多地使用了 SSC。萨拉（Saraf，2004）和法尔西（Farsi，2004）的研究表明，只要保持良好的口腔卫生，SSC 对牙龈和骨骼并无害处，仍然是一种极有价值的选择。

了解不同类型的 SSC 的相关信息非常必要；只有这样才能确定各种牙冠的牙体预备的要求。可以注意到，Ion、Unitek、落基山和 Ormco 等公司的预成冠的冠形态、轮廓、龈缘和咬合解剖是不同的。最早用于制作钢冠的合金是不锈钢。落基山冠和 Unitek 冠仍是不锈钢材质；但 Ion 冠是镍铬合金冠。镍铬合金冠的应用非常广泛。

合金由铁、碳、铬、镍、锰等组成。当合金中铬的含量超过 11% 时，被称为"不锈钢"。目前，不锈钢中铬的含量通常在 12% ~ 30%。铬被氧化并形成一层薄的三氧化二铬（Cr_2O_3）表面膜（称为"钝化膜"），以防止金属被腐蚀。不锈钢分为铁素体不锈钢（非热硬化 400 系列）、马氏体不锈钢（热硬化 400 系列）和奥氏体不锈钢（铬 - 镍 - 锰 200 系列和镍铬 300 系列），广泛用于牙科器械的制造；不锈钢由铬（11.5% ~ 27%）、镍（7% ~ 22%）和碳（0.25%）等组成。纳什（1981）指出，镍铬合金冠比 SSC 有优势，因为镍铬合金冠在制造过程中经过应变硬化处理后可以完全成型。

奥氏体不锈钢的类型：落基山公司和 Unitek 制作牙冠使用的是奥氏体不锈钢，也称为 18-8 不锈钢，因为其含有大约 18% 的铬和 8% 的镍。此外，奥氏体不锈钢还含有少量的其他合金元素，如碳（0.08% ~ 0.15%）和铁等。奥氏体不锈钢具有高延展性、低挠曲度和高极限强度，这使得其在深拉伸和成型过程中表现出色。它很容易焊接，可以加工硬化到较高的强度；当然，其强度达不到非热硬化 400 系列的相应型号热处理后所能达到的强度。

在所有不锈钢中，奥氏体不锈钢的耐腐蚀性最好，特别是当其经过退火以溶解铬碳化物，然后迅速淬火以保留碳在溶液中。如果先前的加工将不锈钢暴露在 900 ~ 1550 °F（敏化范围）下，则低温退火尤其重要。在此温度范围内会导致碳化物形成，从而在形成大多数碳化物的晶界处将铬耗尽。如果在牙科焊接过程中发生过热，则也会发生这种情况，并会在口腔内表现为牙冠的不锈钢特性的丧失。

与铁素体不锈钢相比，优选的奥氏体不锈钢具有以下特性。

· 更强的延展性。

· 冷加工时有更强的抗折性和强度。

· 焊接更容易。

· 抗敏化（> 650 ℃）能力强。

·退火时，临界晶粒形成较少。

离子冠 / 镍铬合金冠

离子冠由 lconel 600 制成，主要是镍铬合金，是预成冠中一种相对较新的类型。一般成分包括 76% 的镍、15% 的铬、8% 的铁、0.08% 的碳及其他微量元素。镍铬合金的冶金特性使牙冠在制造过程中容易进行应变硬化。镍铬合金的硬度越高，则离子冠越难以成型，备牙后试戴也越发困难。

与现有的各种 SSC 相比，镍铬合金冠一直饱受诟病。首先，与其他类牙冠和天然乳牙相比，镍铬合金冠的咬合解剖形态更深，因此需要不必要地降低咬合，并可能干扰牙列，导致侧向移位。对两种广泛使用的牙冠咬合深度进行样本测量，结果显示有很大的差异。在一些病例中，镍铬合金冠的咬合深度更大，而在另一些病例中，SSC 的咬合深度更大。但是，其差别不超过 0.001 英寸，有研究认为这种差别没有临床意义。有可能是旨在复制天然牙齿形态的辅助凹槽产生的视觉错觉，导致镍铬合金冠被认为具有较深的咬合解剖形态。

镍铬合金冠比其他牙冠更薄，可导致更多的咬合面磨损。整个牙冠的厚度相当均匀，没有迹象表明颈部的镍铬合金冠像推荐的一样变薄。这种差异的临床意义尚不清楚。维氏显微硬度测试表明镍铬合金冠的硬度为 325 ~ 350，而 SSC 的硬度为 250 ~ 306，临床上没有证据表明镍铬合金冠与 SSC 相比导致咬合磨损量增加。镍铬合金冠在乳磨牙修复中为临床医生提供了比之前的牙冠更大的优势，这是因为其可塑性强、操作简便。

镍铬合金冠较凸的轮廓外形要求预备牙体时去除的牙体组织量更多。SSC 和镍铬合金冠最终都必须在颈部倒凹区就位；牙冠就位应借助其柔韧的特点，而不是因为牙体组织的磨切程度。除了下颌第一乳磨牙的颊部隆突，目前所提倡的牙齿预备技术并不主张预备牙体颊面或舌面组织。因为牙冠颈缘具有良好的延展性，所以金属冠会跨越牙冠外形高点。有人认为，镍铬合金冠太短，会使牙釉质暴露，易罹患龋齿。在极个别的情况下，镍铬合金冠太短，而其他类型的牙冠长度足够，仍然可以优先选择镍铬合金冠；但首先需要进行牙冠延长术，而不是按常规进行牙冠的修剪和抛光。

目的

- 实现生物相容的咀嚼单元和可接受的临床修复效果。
- 为了保持牙齿的形状和功能，并在可能的情况下尽量保持牙齿的活力。

特点

- 加热不会增加其强度。
- 加工导致牙冠的硬度增加。
- 用钳子操作增加了牙冠的硬度。
- 高铬含量提高了牙齿的耐腐蚀性。
- 用焊媒焊接降低了牙冠的耐腐蚀性。

适应证

龋齿（图 3-1）

- 乳牙和年轻恒牙的广泛龋坏、龋坏涉及牙体三个牙面及以上或龋坏超出解剖线角，如上、下颌第一磨牙近中面龋。
- 因为邻面龋损距离牙髓较近，所以难以放置银汞合金冠修复体。
- 乳切牙牙体组织 V 类损伤。
- 牙颈部脱钙。
- 广泛的邻面龋损。

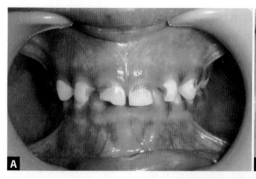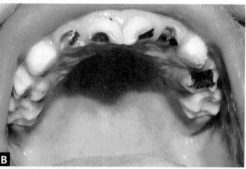

图 3-1　累及乳切牙和乳磨牙的猖獗龋

- 龋齿高风险儿童。
- 受年龄、行为或病史影响难以配合导致的龋病风险增加的患者。
- 患有猖獗龋、奶瓶龋的儿童。

牙髓治疗后

乳恒牙牙髓治疗（图 3-2）后会因为液体流失而使牙体变得脆弱，可能导致牙冠断裂。

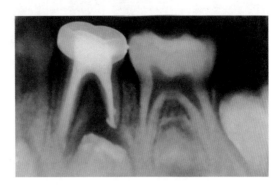

图 3-2　影像学显示牙髓治疗后的 SSC

用于预防性修复

- 银汞合金冠修复治疗成功率不高。
- 有发育或医疗疾病且不会随着年龄的增长而改善的患者。
- 残障儿童或其他口腔卫生状况极差，使用其他修复方式极可能会失败的患者。
- 龋齿风险极高的患者，无论是广泛的严重龋损，还是猖獗龋，或是口腔卫生极差可能会导致进一步龋损的残疾儿童。
- 乳牙出现 V 类病损是口腔卫生差和饮食结构不良的迹象。当这种情况发生在学龄前儿童时，一般同一颗牙齿也会有 II 类病变，通常建议对第一乳磨牙使用 SSC 修复。

发育不良

发育不良的牙齿更容易患龋齿，这是因为菌斑滞留更易发生在发育不良的牙齿中（图 3-3）。在发育不良的牙齿上放置 SSC，治疗可能涉及所有 4 个象限的牙齿（通常是所有后牙）。这可能导致息止间隙关闭及垂直距离改变。在这种情况下，应该按象限顺序放置牙冠。

大面积磨损

如果广泛的磨损已经导致垂直高度的丧失，那么轻微（小于 2 mm）的咬合抬高是可以接受的。如果咬合打开超过 2 mm，那么就会导致治疗后的牙齿压痛，并可能出现不良的牙髓反应。

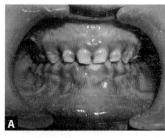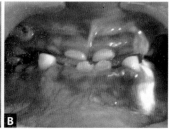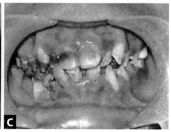

图 3-3　牙齿发育不良 / 发育缺陷

发育缺陷

牙釉质或牙本质发育缺陷的乳牙或恒牙，如釉质发育不全、牙本质发育不全和发育不良的牙齿，在这些发育缺陷中，釉质剥脱或磨损，可暴露下方的牙本质，会导致牙冠垂直高度降低，因此建议使用SSC恢复咬合高度，加固牙齿。在这些情况下，牙冠应该被对称放置在口腔内，可以同颌对称放置，也可以对颌对称放置（图 3-3）。

作为基牙 / 丝圈式间隙保持器

- 全冠修复乳牙用作间隙保持器的基牙和丝圈式间隙保持器的基牙（图 3-4）。
- 拔除第一乳磨牙后放置 SSC 和丝圈式间隙保持器。

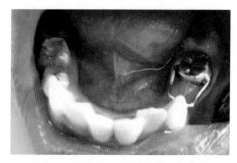

图 3-4　预成冠 - 丝圈式间隙保持器

折断牙的修复

暂时修复折断的牙齿。

磨牙症

严重的磨牙症可导致牙齿严重磨损（图 3-5），因此需要用SSC来恢复牙齿的垂直高度，防止发生创伤性露髓。在混合牙列期，使用SSC修复乳磨牙有助于防止第一恒磨牙磨损。

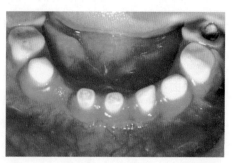

图 3-5　由磨牙症引起的牙齿咬合面磨损

反殆矫治

一个大尺寸的前牙 SSC 放置在上颌前牙的反向位置，可以改变牙齿的形状、大小或倾斜度，从而矫正前牙反殆（图 3-6）。

对恒磨牙使用 SSC 的适应证

· 暂时性修复有缺损或受外伤的牙齿，直到永久修复完成为止。

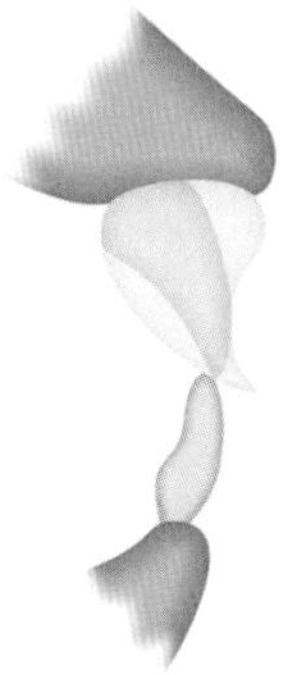

图 3-6　反置预成冠矫治反殆

· 当经济条件不确定时。
· 有发育缺陷的牙齿。
· 对部分萌出的恒牙进行全覆盖修复。

禁忌证

尽管预成冠被鼓励使用，但在以下情况中不建议使用。

· 无法修复、严重折断的牙齿。
· 作为恒牙的永久修复体。
· 乳牙牙根吸收一半以上。
· 乳牙松动严重。
· 乳牙已接近脱落。牙齿在 6～12 个月内脱落可考虑拔除。任何治疗计划都应考虑修复体的成本效益；对临近脱落的磨牙可以放置暂时性修复体。
· 对镍过敏的患者。
· 可用玻璃离子水门汀或银汞合金冠常规修复的牙齿。
· 因患者依从度差而无法放置 SSC［杜加尔（Duggal），1989］。
· 作为间隙保持器的基牙：纳什（1981）曾指出，预成冠是修复乳牙的一种手段，而不是一种制作间隙保持器的方法。可以在乳牙上放置带环，以制作保持牙弓周长的矫治器，这是一种比通过磨切牙齿来放置牙冠更保守的措施。即使相邻的牙齿需要放置牙冠，也应保持独立的功能。正确地放置牙冠后可以将一个带环装置黏固在基牙上，而不是把带环直接焊接到预成冠上。当间隙保持器达到其目的时，可以将其移除，同时保持预成冠完好无损。在间隙保持器上使用牙冠会导致牙冠与牙齿的贴合度变差，难以满足间隙保持器的要求。此外，将间隙保持器从牙冠上磨除会留下一个粗糙的表面，导致菌斑聚集。

优点

- 不易破损。
- 全冠修复：牙冠完全包裹牙齿，没有牙釉质暴露。
- 耐用。
- 廉价。
- 技术敏感性低。
- 对于预修整、成形和缩颈的牙冠，只需做细微调整。
- 精确复制牙齿解剖形态。
- 快速就位。
- 可以在牙龈出血或隔湿不充分的情况下黏固。
- 与多牙面银汞合金填充物相比，使用寿命更长。

SSC 修复与多牙面银汞合金修复体相比的优势

- 与银汞合金修复体相比，SSC 有几个优点。这些优点包括低成本、占椅时间短、预防牙齿龋坏、可提供多种尺寸、耐用、抗腐蚀、无汞毒性、可恢复垂直高度和咬合、可维护牙龈形态以保持牙龈组织的健康及维持牙弓长度等。
- SSC 在使用寿命和替换率方面远优于多牙面银汞合金修复体，再加上其具有较好的固位力和耐磨性，因此是一种不可多得的修复体。

很多文献重复证明，使用银汞合金修复乳磨牙多牙面龋损具有一定程度的困难。因为牙髓非常接近第一乳磨牙的近中表面，所以银汞合金修复体很难获得足够的固位力。

乳磨牙间广泛的邻接区导致Ⅱ类洞型预备需要喇叭口状的外展，可导致牙齿结构的削弱和银汞合金修复体固位力的降低。

一些研究者指出，SSC 修复是乳磨牙多牙面龋和乳磨牙牙髓治疗后的首选修复方法。银汞合金修复体的固位力来自龋损去净后的洞型设计，而 SSC 的固位力来自于菲薄的预成冠颈缘的弹性。这使得 SSC 可以进入乳磨牙釉牙骨质界（CEJ）根方的倒凹区。即使是严重受损的乳磨牙，预成冠的修复过程也相对简单，因此其性价比更高。

年龄、一般健康状况、牙齿状况、口腔卫生状况和患者对龋齿的易感性是为儿童牙齿选择修复体时要考虑的因素。

关于 SSC 的使用研究

美学与家长的满意度

一些研究表明，由于美学方面的顾虑，家长对 SSC 难以接受。采用开面冠或 PVSSC 可以提高 SSC 的美观程度。

SSC 的寿命优于银汞合金修复体

表 3-1 显示了 SSC 和多牙面银汞合金修复体寿命的系列对比研究。

文献	多牙面银汞合金修复体		SSC		随访时间 /年
	样本量 /n	失败率 /%	样本量 /n	失败率 /%	
布拉夫（Braff），1975	150	87%	76	25%	2.5
道森（Dawson）等，1981	102	71%	64	13%	2
马瑟（Masser）和利福林（Levering），1988	1177	22%	331	12%	5
罗伯特（Robert）和谢里夫（Sherriff），1990	706	12%	673	2%	10
恩旺（Einwag）和邓宁格（Dunninger），1996	66	58%	66	6%	8
罗（Raw）	2201	26%	1210	7%	5
兰德尔（Randall），2002	22201	—	1210	—	2～10
帕帕塔纳西奥（Papathanasio），1994	—	30%	—	20%	—

表 3-1　SSC 和多牙面银汞合金修复体的对比研究

兰德尔（2002）在综述中比较了 SSC 和多牙面银汞合金冠修复体的五项研究。这五项研究共计包括1210个 SSC 和2201个银汞合金修复体，随访时间为2～10年。这五项研究表明，乳磨牙的 SSC 优于多牙面银汞合金修复体。

布拉夫（1975）比较了在 4 岁患者中 SSC 修复（76 例）和银汞合金修复（150 例）的成功率。结果发现，30.03% 的银汞合金修复需要再治疗，而只有 8.7% 的 SSC 修复需要再治疗。道森等（1981）及恩旺、邓宁格（1996）指出，与多牙面银汞合金修复体相比，SSC 具有更长的寿命。道森还认为，SSC 是 8 岁以下儿童乳磨牙多牙面龋损的首选治疗方法。同样，埃里克松等（1988）及马瑟、利福林等（1988）也观察到 SSC 优于多牙面银汞合金修复体。

帕帕塔纳西奥等（1994）的回顾性研究表明，玻璃离子水门汀修复的失败率为 73%，复合树脂修复的失败率为 43%，银汞合金修复的失败率为 30%，PMC 的失败率最低，为 20%（表 3-1）。

玛塔等（2006）提供的证据表明，与多牙面银汞合金修复体相比，SSC 显示出了更长的寿命和更低的再治疗需求。高水平证据显示，使用 SSC 成本低、操作简便和使用寿命长。哈奇森等（2012）的研究表明，无论选择哪种修复方式，使用三氧化矿物凝聚体进行牙髓切断术均能成功超过 12 个月；然而，用作为 SSC 美学替代品的复合树脂进行牙齿修复并不像人们认为的那样耐用。

SSC 修复比银汞合金修复体更具成本优势

多牙面银汞合金修复体经常折断或脱落，需要再次治疗，因此从长期来看，与 SSC 相比，银汞合金修复的成本更高。巴夫（Baff，1982）的研究表明，SSC 比多牙面银汞合金修复体更划算。埃里克松等（1988）的研究成果也表明，银汞合金修复的总治疗费用比 SSC 高 35%。马瑟和利福林（1988）的研究表明，银汞合金修复比 SSC 修复更贵；福（Full）等（1974）也观察到了类似的结果。

缺点

· 金属外观会让 SSC 看起来不美观。

· 临时牙冠。

· 有发生镍过敏的可能性。

SSC 的分类

根据成分分类

· SSC：由奥氏体不锈钢（18-8）构成，有良好的成型性和延展性，同时还有足够的硬度和耐磨性，能抵抗咬合力。因为奥氏体不锈钢在所有不锈钢中耐腐蚀性最强（图 3-7A），所以落基山、Denovo 和 Unitek 等公司选用奥氏体不锈钢制作 SSC。

· 镍基冠（Ion Ni-CH Crown-3M）：这种牙冠使用广泛，可在制造过程中进行应变硬化。镍基冠是 Iconel 600 型合金，具有临床牙冠就位所必需的良好的成型性和延展性，同时耐磨性强，能抵抗对颌牙的咬合力。镍基冠（如 3M 牙冠）的冶金特性使其在制造过程中可以实现完全成型和毫无缺陷的应变硬化（图 3-7B）。

· 锡基冠 / 锡银合金冠：该冠易于调整，但使用寿命不像 SSC 或镍基冠那样长。这种牙冠是由高纯度的锡银合金制成的，柔软度高，延展性好，适用于恒磨牙和前磨牙修复，可与相邻的天然牙或人工牙形成良好的接触，牙冠边缘容易抛光。它具有以下优点：① 预修整、钟状、预成型；② 韧性佳，可拉伸和打磨，使边缘更密合；③ 比单个丙烯酸甲壳冠或化学树脂冠就位速度更快，如 3M Iso-Form（图 3-7C）。

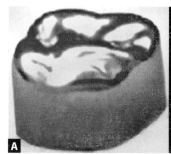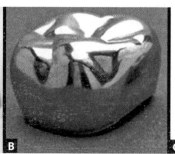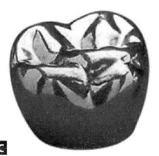

（A）SSC（Unitek）；（B）镍基冠（3M）；（C）锡基冠（Iso-Form）。

图 3-7 不同类型的金属冠

· 铝基冠：该牙冠由铝合金组成，包含锰 1.2%、镁 10%、铁 0.7%、硅 0.3% 和铜 0.25%。其易于就位，但临床耐用性较差（图 3-8）。

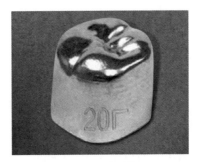

图 3-8 铝基冠

根据外形或形状分类（图 3-9）

· 未成型和未修剪冠（Unitek）（图 3-9A）：该牙冠需要大量的修剪和成型，特别适用于邻面深龋修复，但试冠需要更多的椅旁时间。

· 预修剪冠（Unitek-3M、Denovo 冠）（图 3-9B）：该牙冠是直的、未成型的预修剪冠，进行精加工时需要沿着牙龈缘修剪和额外的成型。

· 预成型和预修剪冠（NiChromium Ion 冠、Unitek-3M）（图 3-9C）：该牙冠已经预修整、预成型，可贴合牙齿的正常外观，只需要极少量的修剪和成型。预成型和预修剪冠使用最为广泛。

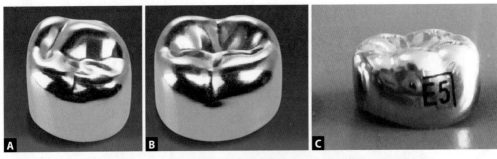

（A）未修剪和未塑型冠；（B）预修剪冠；（C）预成型和预修剪冠。
图 3-9 原始预成冠

　　3M ESPE SSC 的设计可以精确地复制乳磨牙和第一恒磨牙的解剖结构。其有多种尺寸可供选择。该牙冠的高度、形态和咬合面与天然牙齿相近，牙冠颈缘被预先缩颈，以提供良好的固位力和"卡扣"贴合。3M ESPE SSC 的真实解剖形态意味着仅需要极小的调整就能获得良好的固位力，可使患者形成良好的咬合关系，且光滑的不锈钢合金表面有助于维护牙龈健康和提升患者的舒适度。

根据商业公司产品品牌分类

- 洛基山冠：该品牌牙冠是由 18-8 钢制成的。其未经修饰，需要修剪；其骀面的颊舌向较窄，容易向骀向脱位。
- Ormco 冠：该品牌牙冠是一款预修剪冠，咬合面更宽，骀龈距离较长，需要修剪牙龈。其有突出的边缘嵴，如有咬合干扰，则牙冠容易移位；其经过适当的成型和修剪，可以提供极佳的修复效果。
- Unitek 冠：该品牌牙冠由 18-8 钢制成，特点是牙尖圆钝、咬合窝浅、可防止侧向偏移，在同类牙冠中咬合干扰最小。其颊舌向咬合面较宽，需要去除的牙体组织较少。
- 3M 冠：该品牌牙冠是镍基冠，是一款预修剪、预成型冠，易于放置，只需要细微的修边、修剪和轮廓修整。
- Denovo 冠：该品牌牙冠是预修剪冠，但需要成型。
- 3M Iso-form 冠：该品牌牙冠是锡基冠。

根据尺寸分类

表 3-2 显示了根据尺寸分类的 SSC。

表 3-2　SSC 的尺寸		
牙位	尺寸型号	宽度范围 / mm
上颌第一乳磨牙	6（2 − 7）	7.2 ～ 9.2
上颌第二乳磨牙	6（2 − 7）	9.2 ～ 11.2
下颌第一乳磨牙	6（2 − 7）	7.4 ～ 9.4
下颌第二乳磨牙	6（2 − 7）	9.4 ～ 11.4
上颌第一磨牙	6（2 − 7）	10.7 ～ 12.8
下颌第一磨牙	6（2 − 7）	10.8 ～ 12.8
上颌第一乳磨牙	7	6.6 ～ 9.0
上颌第二乳磨牙	7	8.5 ～ 11.0
下颌第一乳磨牙	7	6.9 ～ 9.3
下颌第二乳磨牙	7	8.5 ～ 11.5

商用产品

各种商用 SSC 补充装可使用各种订单订购，具体请参阅第 6 章。

3M ESPE Unitek SSC（18-8 SSC）

3M ESPE Unitek 冠 SSC 有超过 20 年的成功临床应用历史。3M ESPE Unitek SSC 产品线包括乳前牙、第一乳磨牙、第二乳磨牙、双尖牙和恒磨牙。表 3-2 列出了不同大小和尺寸的乳磨牙牙冠和恒磨牙牙冠。

特征

- 咬合解剖浅，只需要稍微降低咬合。
- 已预修剪至最佳的长度、预成型。
- 牙冠邻面相互平行，可提供广泛、平整的接触点，便于牙冠就位。

适用于乳磨牙

3M ESPE 不锈钢乳磨牙牙冠有 48 种尺寸的牙冠可供选择。
套装
基础套装 ND-96：有 96 个牙冠。
限定套装 ND-000。
乳磨牙
3M ESPE Unitek 不锈钢乳磨牙牙冠有 80 种尺寸的牙冠可供选择。
套装
乳前牙套装 908100：有 72 个牙冠。补充套装：PA-000。
乳磨牙套装 902150：有 112 个牙冠。补充套装：PR-000。

适用于恒磨牙

3M ESPE 不锈钢恒磨牙牙冠有 24 种尺寸的牙冠可供选择。
套装
PO-96：基础套件有 96 个牙冠。限定套装：PO-000。

恒磨牙

3M ESPE Unitek 不锈钢恒磨牙牙冠有 82 种尺寸的牙冠可供选择。

套装

双尖牙套装 902600：有 84 个牙冠。补充套装：SB-000。

磨牙套装 902350：有 84 个牙冠。补充套装：PM-000。

3M Espe Iso-Form 冠（锡基冠）

3M Espe Iso-Form 冠有 80 种尺寸的磨牙和双尖牙牙冠可供选择（表 3-3）。

表 3-3 锡基冠		
牙位	尺寸型号	宽度范围 / mm
上颌第一双尖牙	5	6.4 ～ 8.5
上颌第二双尖牙	5	6.0 ～ 8.0
下颌第一双尖牙	5	6.6 ～ 8.5
下颌第二双尖牙	5	6.8 ～ 9.0
上颌第一磨牙	5	10.3 ～ 12.0
上颌第二磨牙	5	9.0 ～ 10.5
下颌第一磨牙	5	11.1 ～ 12.4
下颌第二磨牙	5	9.8 ～ 11.6

套装

基础套装 BC-64：有 64 个双尖牙牙冠。

基础套装 MC-64：有 64 个磨牙牙冠。

补充套装 BC-000：双尖牙。

补充套装 MC-000：磨牙。

镍铬合金冠

· 镍含量较高。

· 可用于乳磨牙和恒磨牙。

· 尺寸：1 ～ 7 号。

SSC 修复的临床流程

SSC 冠牙体试戴 / 放置的步骤

· 术前评估患者的年龄、合作程度和健康状况。

· 准备所使用的器械、设备。

· 选择合适的牙冠。

· 牙体预备和牙冠就位的步骤：咬合评估；局部麻醉；橡皮障隔离；放置楔子；去腐；备牙（咬合面、邻面、颊面 / 舌面牙体组织预备，边缘修整、抛光）；牙冠试戴（修剪、缩颈、成型、修整和抛光）；黏固和最终咬合评估。

术前准备

患者的牙龄：可通过牙齿的牙根发育状况来评估患者的牙龄。一般当乳牙脱落时间在 2 年以上时，可使用预成冠修复。因为乳牙多牙面银汞合金修复的效果不尽如人意，所以可以使用 SSC 修复替代。

患者的配合程度：由于年龄过小（如年龄＜ 3 岁）或恐惧焦虑，患儿常常不能配合治疗，需要采取积极鼓励的方法。若患儿仍然不配合，则需要考虑在清醒镇静或全身麻醉下进行治疗。一般咬合关系检查较为困难，可以将 SSC 放置在与邻牙平齐或略低于邻牙的水平，这样患儿就不会因为早接触造成咬合干扰。

医疗缺陷 / 残疾儿童：对罹患心脏疾病的儿童，应预防性使用抗生素，以防止在牙体预备过程中发生由龈下损伤导致的感染。若患儿健康状况不佳，则考虑在全身麻醉的情况下进行手术。

器械

车针

· No.169 L 或 No.69 L F.G。

· No.6 或 No.8 R.A。

· No.330 F.G。

· 锥状金刚砂 F.G。

· 去腐球钻。

- 火焰状金刚砂车针或圆末端锥状车针（用于降低殆面）。
- 长细型锥状车针（用于预备邻面及颊舌面牙体组织）。

其他器械

- 各种粗细类型的抛光轮。
- 尖头刻度探针或其他探查工具，如 America No.7。
- 绿石、白石 / 橡皮轮（用于修整和抛光）。
- 钢丝轮（用于修整牙冠）。
- 黏固剂。

  玻璃板、水门汀调匀板；

  调刀 / 玛瑙刮刀；

  磷酸锌水门汀、氧化锌丁香油酚水门汀、玻璃离子水门汀或聚羧酸锌水门汀。
- 牙线。
- 橡皮障套装。
- 锐利探针，用于标记龈下牙冠颈缘。
- 钳子和器械（表 3-4、图 2-8 和图 3-10）。

表 3-4 不同的牙冠修整器械		
钳子的名称	钳子的标号	钳子的用途
约翰逊钳	No.114	殆面和牙冠中 1/3 成型
戈登钳	No.137	牙冠龈 1/3 成型
压接钳	No.800−417	缩颈
球窝钳	No.112	钟形牙冠的邻面成型
豪氏剪	No.110	牙冠邻面突度变平
冠桥剪	—	修整过长的牙冠颈缘
雷诺钳	—	牙冠成型
弯钳	No.111	牙冠邻面成型

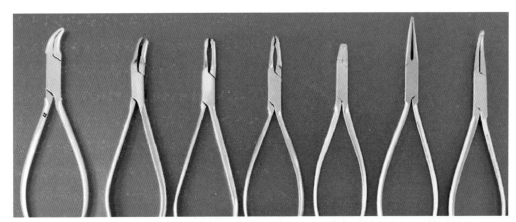

从左到右分别为雷诺钳、戈登钳、球窝钳、琼森钳、鹰嘴钳、直豪氏钳、弯豪氏钳。

图 3-10　预成冠修整钳

牙冠的选择

制造商及品牌：3M ESPE、Denovo Baldwin、Park、Calif、Hu-Friedy Pedo crown、Kids crown。

SSC 供应：市场上有各种 SSC 商品（图 3-11）。每个乳牙有 6 种不同尺寸的 SSC 可供选择，型号分别为 2 ~ 7 号（图 3-12）。

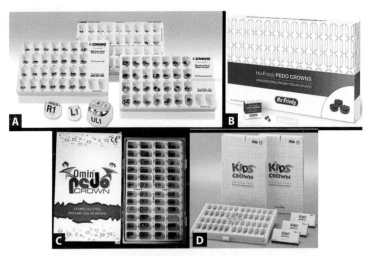

（A）Denovo 预成冠；（B）Hu Friedy 儿童预成冠；（C）Omini 儿童预成冠；（D）Kids 预成冠。

图 3-11　SSC 商业化产品

其中 4 号和 5 号是最常用的，而 7 号适用于过大的牙齿。牙冠套装由所有牙齿的 6 个型号的牙冠组合而成。牙冠补充套装每套有 2 个牙冠。牙冠补充套装由英文字母标识上颌（U）、下颌（L）、右侧（R）、左侧（L）、第一乳磨牙（D）、第二乳磨牙（E），如 ULD、ULE、URD、URE、LRD、LRE、LLD、LLE。每个牙冠颊面上有牙位标注（D 或 E）、型号（2、3、4、5、6、7）、象限（右上为 ⌐，左上为 ⌐，右下为 ⌐，左下为 ⌐）。可以使用编码或订购单订购牙冠补充装（图 3-12）。

牙冠选择：有三种方法（流程图 3-1）。

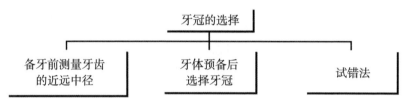

流程图 3-1　牙冠的选择方法

SSC 按比例生产，即牙冠的长度与近远中径及周长成比例。3M ESPE 冠已经过预修整和预成型处理，易于就位，只需要少量修剪和收边即可，几乎不需要再调整（图 3-12）。可使用牙冠套装中的夹持镊选取牙冠。如果在牙体预备前没有选取牙冠，则在牙体预备后可以用试错法选择接近患牙近远中径的牙冠。许多临床医生在牙体预备后选取 3 个类似尺寸的牙冠进行试错。最理想

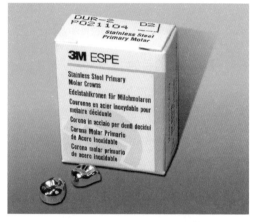

图 3-12　3M ESPE 冠补充装

的牙冠选择方法是在牙体预备之前先用 Boley 量规或分割器测量患牙的近远中径，并与备选牙冠进行比较。如果牙冠已经在患儿口内进行了试戴，则应对牙冠进行清洁和消毒后再放回套装盒，以防止发生交叉感染。

在选择牙冠时应注意，第二乳磨牙选择过高或过大的牙冠会阻碍第一恒磨牙的正常萌出。应选择可完全包裹预备完成后的牙体的最小号牙冠。牙冠应该比预备好的牙齿略大，特别是当牙冠的颈缘需要修剪和缩颈时。若牙冠过大，则会在预备好的牙齿上转动；若牙冠过小，则会不适合预备好的牙齿且与邻牙会出现间隙。因此，

在选择牙冠时，应该特别注意这一点。

解剖式金属全冠：术语"解剖"是指其外表面（颊面、舌面、近中面、远中面）及咬合面（尖、脊、窝和沟）的形态与天然牙齿相似。

注意：恰当的牙冠应完全包裹预备好的牙体且当将其取下时应有阻力。

在选择牙冠时应考虑以下因素。

- 足够的近远中径。
- 咬合解剖形态：过深的咬合解剖形态可能带来一些问题。过深的殆面窝和较高的牙尖需要更多地降低咬合面。
- 牙冠高度：应与牙体预备前的高度一致，牙冠颈缘应在龈缘下 1 mm 内。
- 灵长间隙：术前应评估牙列是否存在灵长间隙或发育间隙。
- 牙冠就位应有轻微阻力，就位时有"咔嗒"声最佳。

牙体预备和牙冠放置的步骤

牙体预备的目的

- 为 SSC 提供足够的空间。
- 去除所有严重的龋损和薄壁弱尖。
- 保留足够的牙体组织，以支持和固定 SSC。

在牙体预备之前，建议对以下因素进行评估。

术前咬合评估

在放置橡皮障和备牙前，应观察下列事项。

- 是否因基牙长期存在的龋损导致对颌牙过长。
- 是否因基牙龋损造成邻接丧失，进而导致牙齿近中移位。
- 是否需要去除部分牙体组织，使修复后的牙齿恢复正常功能。
- 牙列是否存在间隙或拥挤。
- 直接检查口内的咬合情况，或间接通过口内模型检查左、右侧的切牙、尖牙和磨牙咬合关系。
- 检查上、下颌牙列的中线和尖窝关系。

局部麻醉

为了避免牙齿预备的不适感或 SSC 试戴对软组织可能造成的损伤，必须对牙齿及邻近软组织进行充分的麻醉。

麻醉要治疗的牙齿，以防止疼痛和避免给儿童带来不适，因为牙齿周围的牙龈组织在牙冠放置过程中可能会受到损伤，所以非常有必要对颊面、舌面或腭面进行充分的麻醉。在下颌，可进行下牙槽神经阻滞麻醉并辅助颊长神经麻醉。在上颌，如果计划进行牙髓治疗，则需要在牙齿的颊侧和腭侧进行浸润麻醉。一般没有必要在根尖上方的腭侧进行浸润麻醉。局部麻醉开始产生效果后，可以在患牙颊侧邻近软组织补充麻醉剂［S.H.Y. 韦（Wei S H Y，1988）］。

术区隔离

尽可能使用橡皮障隔离术区。当不能使用橡皮障时，如对牙弓的末端牙齿，应使用棉卷固定器固定棉卷，以防止牙冠误吸。

- 在进行预成冠修复时使用橡皮障的原因如下。
  保护周围组织；
  提高视野清晰度和效率；
  更好地管理儿童的行为；
  防止发生 SSC 误吞。
- 橡皮障劈障法：一种橡皮障隔离的改良方法是切断牙齿邻接处的橡皮障布，防止使用车针进行牙齿邻面预备时撕裂橡皮障布。楔子可以用来保护橡皮障布和软组织。另外一种替代方法是在橡皮障布上打一个大洞，将其放置到需修牙齿的远中牙齿上，然后将橡皮障向近中拉伸到尖牙区。橡皮障劈障法也是治疗多颗前牙的好方法。

去腐

去腐可以在牙体预备之前或之后进行。一般用低速手机大球钻去除腐质。去腐后，必要时进行牙髓治疗。在牙体预备前，使用玻璃离子水门汀修复龋损的牙体部分和根管治疗后的牙齿。

放置楔子

将楔子紧密地放置在预备好的牙体和邻牙之间，将牙齿之间的间隙略微扩大，这样可以降低邻牙发生医源性损伤的风险，同时可以压迫牙龈组织和固定橡皮障布。

牙体预备

𬌗面预备

𬌗面预备可为 SSC 提供𬌗面间隙，应在邻面预备之前进行，以避免因血液污染而使预备区不可见。福等（1974）认为首先预备𬌗面有利于打开邻面预备的通路。还有一些学者建议在预备𬌗面之前预备邻面；但如果首先预备牙齿邻面，则容易造成牙龈出血，导致难以发现较小的牙髓暴露。因此，牙体预备的第一步最好是预备𬌗面并去除部分龋损组织，然后再进行邻面预备。

在学习牙体预备时最常见的问题是牙体预备组织量不足。明克（Mink，1968）和贝内特（Bennett，1968）推荐在𬌗面首先备出 1 mm 深的引导沟，这样有助于确定咬合面的牙体预备量。相邻牙齿的牙尖和边缘嵴也给操作者提供了一个很好的𬌗面预备量参照。

使用钨钢裂钻或火焰状车针（图 3-13C）按正常的牙齿𬌗面轮廓将𬌗面均匀降低 1.5～2 mm，并保持起始的牙尖轮廓（图 3-13）。咬合面降低的程度可以参考相邻牙齿的边缘嵴。目前对咬合面的预备有不同的观点，但研究发现，咬合面降低 1.5～2 mm 才能获得足够的咬合面间隙（表 3-5）。当然，应当尽可能多地保留牙体组织，以获得固位力。咬合面预备量过多会导致𬌗龈高度降低、牙体组织结构不良、龈缘延伸过深；而咬合面预备量过少则会导致咬合面间隙不足、早接触和开𬌗。

序号	研究者	时间	𬌗面降低距离
表3-5			
1	汉弗莱	1950 年	如有必要，则磨除牙尖
2	明克和贝内特	1968 年	1～1.5 mm 均匀去除
3	马修森等	1974 年	1～1.5 mm
4	特劳特曼（Troutman）和肯尼迪（Kennedy）	1976 年	1.5～2 mm
5	拉普（Rapp）	1966 年	预备后保证𬌗龈距离为 4 mm

表 3-5　不同研究者推荐的乳磨牙𬌗面降低距离

> **注意**：粭面预备量应根据间隙大小、牙齿磨损程度和牙齿萌出状况而定。理想情况下，应该预备 1 ～ 1.5 mm 的咬合面间隙，以容纳 SSC。如果大部分粭面已经因龋坏而丧失，则可以参考邻牙的边缘嵴来确定粭面预备量。

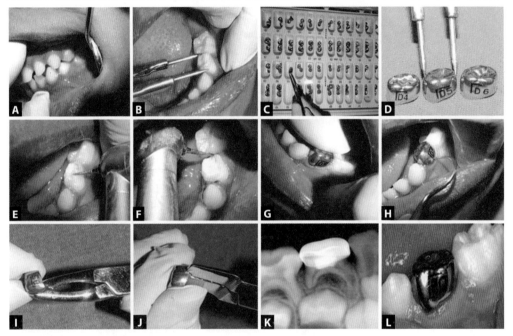

　　（A）术前咬合评估；（B）牙齿尺寸测量；（C 和 D）牙冠选择；（E）粭面预备；（F）邻面预备；（G）舌颊向试戴；（H）标记龈缘牙延伸量；（I）牙冠成型；（J）缩颈；（K）影像学评估；（L）最终戴冠。

图 3-13　SSC 修整流程病例 1

邻面预备

牙齿邻接区需要预备的两个原因。

1. 龋损始于邻面接触区或接触区下方。

2. 若不做牙齿邻面预备，则金属冠不能通过邻接区进入倒凹区。

牙体预备的第二步应是邻面预备。迈尔斯（Myers，1976）指出了邻面过度预备的错误，即在牙齿的任何区域过度预备都可能导致 SSC 超出该区域。

注意：牙齿邻面的预备是通过磨切近远中接触区实现的。邻面预备时应以足够大的角度切割邻面形成平面，以避免在龈缘线处产生肩台或台阶，同时应注意避免对邻牙造成损伤。邻接片切须延伸至龈缘下，以避免形成肩台；邻面片切应该为牙冠预留空间，在龈缘形成刃状或羽毛状边缘。

· 要获得充足固位力，牙冠颈缘应位于龈缘下 1 mm 处，且避免牙龈受压发白。

· 邻面预备应使用高速手机和 No.69 L 车针或锥状裂钻。垂直磨切可以去除颊侧、舌侧和牙龈的接触区（图 3-13F 和图 3-14）。近远中片切牙釉质应使边缘线略低于龈缘水平，保留牙颈部完好的倒凹区表面釉质。

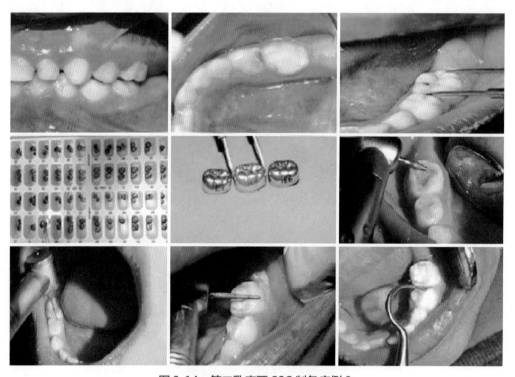

图 3-14　第二乳磨牙 SSC 制备病例 2

- 在预备牙体邻面时，应避免损伤邻牙。邻面片切应以接近垂直的角度在龈缘水平进行，直到去除邻接区；邻面片切后，邻面间隙应保证探针自由通过。邻接区龈缘应为光滑的羽状边缘，无肩台或台阶形成。

- 据观察，SSC 放置困难大多是由试图将圆形或椭圆形形态的牙冠放置在矩形的牙体上所致。牙体预备后表面不规则部分、突出或尖角会阻止牙冠顺利就位，导致耗时的重复调整，并阻碍牙冠在预备好的牙体上的正确就位。

- SSC 就位的主要原则是使预备好的牙体与牙冠形状相适应，而不是试图让牙冠去适应预备后的牙体。在预备牙体之前检查牙冠的形状，可发现所有制造商的牙冠更偏向卵形和长菱形，这符合乳牙的菱形形态。

- 因此，在牙体邻面预备过程中要注意保持乳牙的菱形形态。先预备𬌗面，然后预备邻面，这样可以更容易地实现牙体表面均匀地减少，从而保持牙体菱形的状态。

- 一个挑战性的问题是牙齿预备时容易形成肩台；邻面片切有助于避免肩台形成。使用 No.69 L 或 No.169 L 车针在边缘嵴片切，不仅会导致肩台的形成，而且会导致车针尖端迅速磨损、迟钝。

注意：建议除了远中面外，所有的牙体预备应在橡皮障的保护下进行。拆除橡皮障后，再进行远中邻接预备和牙冠试戴。

颊、舌面预备

注意：颊、舌面仅需要少量预备，甚至不需要预备，因为倒凹区有助于牙冠固位，但第一乳磨牙颊突例外。

- 牙体预备的第三步是颊、舌面预备，这个步骤不是必须的。

- 杜加尔和寇松（Curzon）建议在颊、舌面预备之前试戴牙冠。

- 关于颊、舌面的预备最具争议，主要焦点在于：①是磨除牙冠中部所有突出部，还是磨除大部分突出；②是仅保留颊、舌侧的颈部隆突，还是只调磨颊、舌面近𬌗 1/3 部分。

- 明克和贝内特（1968）认为，出于固位的目的，一般不做颊、舌面预备，除非颊突或舌突阻碍牙冠就位，如下颌第一乳磨牙颊部膨隆（马修森等，1974；安德鲁和洛克，1984）。
- 颊、舌面预备不应超过 0.5 ～ 1 mm。
- 牙体预备后的刃状边缘应在龈下 0.5 ～ 1 mm。
- 应避免近、远中龈缘形成肩台或台阶，否则会导致牙冠就位困难。

修整

- 用 No.69 L 车针抛光所有锐利点线角。线角圆钝是为了防止应力集中。

斜面

- 线角呈 30° ～ 45° 倾斜（图 3-15）。
- 修整咬合面和颊、舌面线角，使其更加圆钝。
- 修整尖锐牙尖。
- 牙冠就位无阻碍。

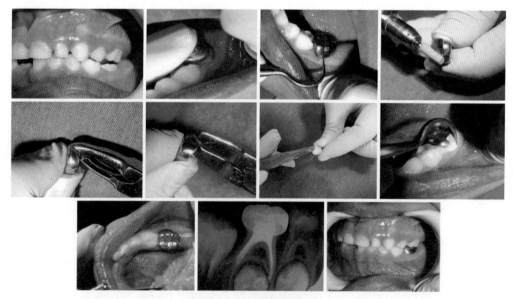

图 3-15　SSC 制备病例 3

使所有的线角变圆钝

- 颊面和舌面的近、远中线角应是圆钝的。
- 车针与牙齿长轴平行进行预备，使轴面轻微聚拢。

去净腐质

牙体预备后，应去净所有剩余腐质。如有牙髓暴露，则应进行牙髓治疗。

牙体恰当预备的评价标准

- 𬌗面空间 1.5 ～ 2 mm。
- 邻面片切沿正常邻面的轮廓进行，并向𬌗端和舌侧聚拢。
- 探针在龈缘水平可以通过预备好的牙体与邻牙之间的间隙。
- 颊面和舌面预备至少 0.5 mm，龈端形成刃状边缘，深度为龈沟内 0.5 ～ 1 mm。
- 颊面和舌面略向𬌗端聚拢。
- 牙体预备后的所有线角应圆钝、平滑。
- 颊面和舌面近𬌗 1/3 处稍微圆钝。
- 牙体预备后龈缘终止线应为没有肩台的刃状边缘。

牙冠试戴的步骤

- 用镊子从预成冠盒里选择一个牙冠。使用镊子可以最大程度地减少交叉感染。4 号和 5 号的预成冠最常用。对患者口内试戴过的牙冠，如未行黏固使用，则必须消毒后才能放回预成冠盒。
- Unitek 镍基冠已经预成型和预修剪，试戴时仅需少量修整。试戴对于牙冠固位和牙龈健康非常重要。不合适的牙冠会导致菌斑堆积，引发牙龈炎和颈部继发龋。
- 斯佩丁（Spedding）提出了牙冠试戴成功的两个标准。
  1. 获得正确的牙冠𬌗龈高度。
  2. 牙冠颈缘与牙齿龈缘的自然轮廓相匹配。

- 将牙冠按舌颊向在预备好的牙齿上就位，向颊侧施加压力，使牙冠沿颊面滑动进入龈沟（图 3-13G 和图 3-16）。当牙冠滑过颊面隆突时，可以感觉到明显摩擦。

- 若牙冠太小或颊面突起过大，则牙冠就位会比较困难。这种情况应选择较大的牙冠或减小颊部隆突。

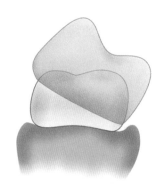

图 3-16　预成冠就位

- 将选定的牙冠放置在预备好的牙齿上，嘱患者咬合。初步检查咬合和边缘嵴的关系。

- 平齐牙龈游离缘水平在牙冠划线表面做标记（图 3-13H），或者用较细的锥状车针在牙冠的龈缘水平标记 2 或 3 个点，以评估牙冠颊、舌面延伸到龈沟的程度。这些划痕或虚线表示牙龈的轮廓以及要去除的牙冠部分。如果不修剪牙冠，则牙龈组织会受到严重损伤。取下牙冠，用 11B 号弯剪在划痕线以下 1 mm 处修剪掉牙冠的多余部分。再次试戴牙冠，检查牙冠的龈向延伸情况；如龈端牙龈变白，则重复前述标记和修剪操作，直至牙冠向龈下延伸的距离合适（龈缘下 1 mm）且牙龈不再变白。

- 首次放置牙冠后，应检查牙齿咬合情况，以防止牙冠打开咬合或造成下颌骨移位，牙冠与对颌牙齿形成不理想的咬合关系。

- 克罗尔和里森贝格尔（Riesenberger）认为，大多数牙冠都需要调整，以获得与乳磨牙最匹配的形态。

注意： 预备好的牙冠颈缘应延伸至龈缘 1 mm，同时没有压迫牙龈并使之变白。

- 修整牙冠轮廓，缩颈，使牙冠与牙齿紧密贴合。轮廓修整包括将牙冠近龈 1/3 的边缘内收，以恢复牙冠的自然解剖外形，同时减少颈缘周长，以达到牙冠颈缘与牙齿颈部的良好贴合。

- 用鹰嘴钳调整牙冠颈缘，修改或调整牙冠的轮廓，以达到最合适的匹配度。将牙冠在预备好的牙齿上就位，检查最终的匹配情况。牙冠不能压迫牙龈组织并使之缺血变白，否则就需要对颈缘做进一步修剪和调整。

· No.137 戈登钳可用于牙冠颈缘成型。No.114 钳的球窝设计可用于牙冠颊、舌面颈 1/3 的调整。鹰嘴钳或 No.114 钳用于调整颊、舌面的轮廓突度。鹰嘴钳也可用于修整牙冠邻面，以实现牙冠与邻牙的紧密接触（图 3-13L）。锁边钳（No.800-417 Unitek）用于牙冠颈缘 1 mm 处的内收，以完成最终的缩颈、修型（图 3-13J）。

· 如果牙齿近、远中间隙丧失，则可用豪氏钳挤压牙冠，使牙冠呈圆柱形，以适应缩窄的近、远中间隙（图 3-17）。

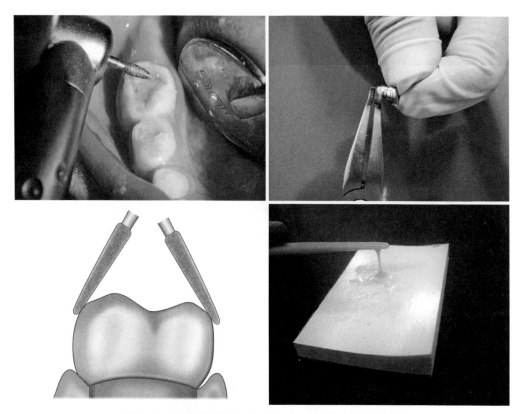

图 3-17　牙齿殆面预备、预成冠邻面修整、黏固剂调拌

· 用探针检查颈缘，如果有不贴合的情况，则用 No.800-417 钳重新缩颈。此时，过度内卷会导致牙冠很难就位，因此要轻轻地内收颈缘。如果这步操作导致牙冠变形，则最好更换新的牙冠并重新缩颈。

· 布鲁克（Brooke）和金（King）强调，进行牙冠修剪操作时要远离患者面部，并对患者的眼睛进行保护。

可使用以下型号的钳子进行牙冠成型：
- 成型钳；
- No.114 球窝钳；
- No.137 戈登钳；
- No.800-114 约翰逊钳。

可使用以下型号的钳子进行牙冠缩颈：
- No.800-417 缩颈钳。

注：边缘密合有以下几点好处。
- 有助于增强牙冠的机械固位力。
- 有助于防止黏固剂暴露在口腔液体中。
- 有助于防止牙菌斑堆积，保持牙龈健康。

- 有时可在牙冠的邻面添加焊料，以改善牙冠轮廓外形及与邻牙的接触关系。

反复修剪和调整牙冠，直到牙冠颈部紧贴牙齿并延伸到游离龈下。

牙冠颈缘轮廓顺应牙颈部龈缘。颊侧观：第二乳磨牙颊侧龈缘呈"微笑"形，而第一乳磨牙颊侧龈缘呈拉长的"S"形。第一乳磨牙这种特殊的龈缘线（拉长的"S"形）是由牙齿颊侧隆突的存在导致牙龈从远中向近中、根方退缩而形成（图3-18）。所有乳磨牙的舌侧龈缘都类似于"微笑"形。而所有乳磨牙的邻面龈缘都类似于"皱眉"形，这是由殆龈距离较短而导致的。牙冠的颈缘形态取决于与之对应的牙龈边缘的曲线或弧线外形。

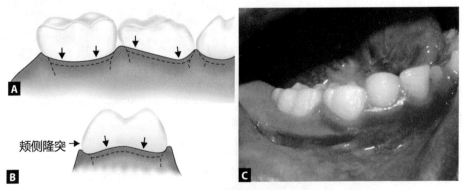

图3-18 龈缘线呈"微笑"形或拉长的"S"形

牙龈轮廓

· 第二乳磨牙颊侧牙龈轮廓——"微笑"形。

· 第一乳磨牙颊侧牙龈轮廓——拉长的"S"形。

· 乳磨牙邻面牙龈轮廓——"皱眉"形。

· 所有乳磨牙舌侧牙龈轮廓——"微笑"形。

就位

· 将牙冠从舌侧向颊侧就位。

· 用稳定的指力将牙冠迅速扣合到位。

· 如果边缘不密合，则需要将牙冠重新缩颈。

· 如果牙冠过度延伸，则需要再次修剪颈缘。

　　牙冠就位后可以通过拍牙片来确定颈缘状态，检查冠龈缘轮廓和延伸状况，并评估牙冠是否完全包裹牙齿。莫尔（More）和平克（Pink）建议在试冠阶段用𬌗翼片检查牙冠在牙齿邻面的延伸程度。当然，不是所有病例都必须通过拍片来进行评估。放射学检查显示，牙冠颈缘往往在邻面贴合不佳或过度延伸。牙冠邻面轮廓往往成型不佳，但对牙周支持组织的影响不大。

　　牙冠的修整因牙冠的类型和牙体预备的不同而变化。落基山冠和 Unitek 冠必须用 No.114 或 No.115 钳修整，以形成良好的颊、舌面外形并包裹颊侧隆突，从而获取颈部固位力。Unitek 公司的缩颈钳也可以用来提高固位力，但容易形成扇贝样边缘，需要用 No.114 或 No.115 钳形成光滑、平整的边缘。Unitek 冠仅需轻微的调整就可达到需要的轮廓外形。Ion 冠颊面、舌面和邻面逐渐变薄，很难进行修整和成型，有时甚至无法操作。Ion 冠修剪后，建议使用 No.114 或 No.115 钳重新塑型，将颈缘小心缩窄、打磨锐利并抛光后再行就位。

　　牙冠颈缘修剪后，使用绿色磨头与牙冠颈缘外表面以 45° 角调磨，形成小斜面（图 3-15）。慢速手机的操控性较好，容易制备牙冠刃状颈缘并与预备完成的牙齿紧密贴合。

目前还没有关于牙冠的成分和修复体的预备、就位和黏固性能的相关研究。耶茨（Yates，1978）和亨布里（Hembree，1978）研究了落基山冠、Unitek 冠和 Ion 冠用钢材的固位性能和硬度。研究采用的备牙方法与明克、贝内特的方法相似，即用火焰状金刚砂磨头圆钝轴线角和牙面线角，没有预备颊、舌面；尽可能相似地修整了上述 3 种类型的牙冠，以确保适配程度、轮廓和就位基本相同。

耶茨和亨布里按上述方法对 3 个品牌的牙冠进行缩颈和塑型后，在牙冠舌面切割金属样品。结果显示，Unitek 冠比其他两种牙冠固位性更佳，但是 Unitek 冠的样本变异度很大。在冷加工前，Ion 冠比其他牙冠硬度更大，修整和缩颈操作对牙冠强度没有明显影响。落基山冠冷加工后强度显著提高；Unitek 冠冷加工后硬度出现降低，但变异程度增大。

落基山冠塑型后导致金属硬化，所以需要尽量消除剩余的隆突，以免影响牙冠就位和黏固。明克和贝内特认为，Unitek 冠足够软，足以通过外部隆突，除了需要进行颊、舌面轮廓修整外，几乎不需要其他修整。与之相对应，Ion 冠极硬，操作困难，需要较大的力量才能通过大的隆突，建议采用特劳特曼的预备方式——颊、舌面预备 0.5 mm，预备刃状边缘并延伸至龈下 0.5 mm。

试冠

在预备牙体时，应该将平坦的邻面预备成稍椭圆偏菱形。这与牙冠的邻面相似，有助于牙冠的快速就位。如前所述，SSC 的固位力来自牙齿邻面和颈缘的卡抱接触，因此除了下颌第一乳磨牙的颊面隆突或其他异常釉质突起，颊、舌面无须预备。保留这种凸出的牙齿结构有助于牙冠的固位。

牙冠修整

一般来讲，固位问题不会导致牙冠修复失败；大多数牙冠修复失败的原因是牙体预备不佳、牙冠伸展过度或颈缘不贴合。操作者应特别关注龈缘的问题，防止牙冠颈缘刺激牙龈组织。

· 用大号绿色磨头在牙冠颈缘外表面制备刃状边缘。
· 以 45° 角逆时针方向操作磨头。
· 使用橡胶轮平滑边缘。

· 用铁粉抛光牙冠。

· 形成龈缘斜面、抛光后再行黏固。

抛光

· 抛光牙冠边缘，使其变得圆钝，因为锐利的刃状边缘容易造成菌斑堆积。像
　刷牙一样，用扁平抛光轮轻轻、缓慢地从牙冠边缘向牙冠中心抛光。这样可
　以在不降低牙冠高度的情况下缩小牙冠与牙齿的距离，增强牙冠的固位力。

· 使用钢丝刷抛光牙冠边缘，直到牙冠闪亮。

· 为了使牙冠有良好的光泽，可以使用白粗粉或精细抛光材料。

牙冠匹配

判断牙冠匹配程度的方法

即使 SSC 的临床检查和外观良好，但影像学检查还可能发现牙冠伸展参差不齐
（图 3-13K）。为了避免这些差异，1984 年，斯佩丁基于乳牙形态和牙龈轮廓提出
了两个评估原则：在黏固之前，用𬌗翼片来验证邻面边缘的贴合度，如果牙冠延伸
过长，则可以重新修剪；如果牙冠延伸过短，则可以添加焊料、焊接正畸带环或更
换牙冠。如果对牙冠的贴合程度不确定，则可以在牙冠黏固后进行影像学检查（图
3-13K）；当然，使用常规的 X 线片来确定不锈钢全冠的贴合度往往是不准确的。
为了修正这些差异，亨德森（Henderson）基于乳牙形态和牙龈轮廓提出了以下两个
原则。

原则 1：从近中邻面或远中邻面观察乳磨牙，牙齿的颊、舌面都从龈缘向𬌗面
聚拢。因此，从咬合面边缘的任意点向根尖方向观察，可观测部分直至牙体的最大
周长为止，其下的倒凹区并不可见。

如果 SSC 不符合乳牙牙冠的形态学特征，那么 SSC 就会过度伸长并发生就位
异常。当塑型后牙冠正确放置在预备好的牙齿上时，牙冠咬合面应在牙列𬌗平面上，
牙冠颈缘应位于牙龈龈缘水平，牙冠的长度合适且牙冠颈缘能与牙齿颈部紧密贴合。
正如在颊面和邻面观察的那样，当牙冠高度恰当时，可以很容易地就位。

原则 2：在预备牙体前，应仔细观察颊、舌面龈缘的轮廓，并将 SSC 修整成相似

的形态。当牙冠的颈缘和牙齿的龈缘完全重合时，牙冠即在正常的解剖位置完全就位。

牙冠就位后应达到以下要求。

- 牙冠卡抱到位，不能用手指的力量取下。
- 牙冠和牙齿贴合紧密，不能摇动。
- 在颈缘向咬合面施加中度移位力不会使牙冠移位。
- 正确就位的牙冠应与邻牙的殆龈高度一致，不能在牙齿上旋转。
- 牙冠与对颌牙咬合正常，不应妨碍其他牙齿萌出。
- 以咬合纸检查咬合时，没有高点。
- 牙冠颈缘延伸至龈缘下 1 mm。
- 牙冠颈缘和牙齿颈部贴合。
- 牙冠颈缘不激惹牙龈（图 3-13L 和 3-15）。
- 修复体有助于患者保持口腔卫生。
- 牙冠就位后不损伤牙龈或使牙龈变白。

牙冠就位指南（流程图 3-2）

牙冠颈缘修整

牙冠颈缘修整是 SSC 修复过程的重要组成部分。SSC 的颈缘修整包括选择合适尺寸的牙冠、修剪牙冠达到恰当的长度、内收牙冠边缘以贴近预备好的牙齿、精修和抛光。颈缘不佳的 SSC 会影响临近牙周组织，阻碍邻牙萌出，如对第二乳磨牙进行冠修复后，若远中边缘过长，则会与萌出中的第一恒磨牙近中边缘嵴接触，导致萌出受阻。

一些 SSC（如 3M Unitek 冠、Denovo 冠）的轴面平坦，需要进行缩颈和轴向轮廓修整，以贴合自然牙冠外形。3M 冠（以

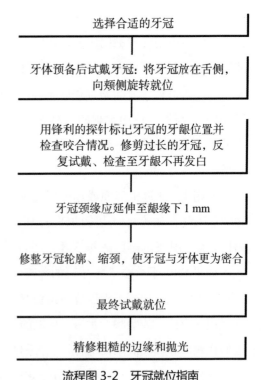

选择合适的牙冠

牙体预备后试戴牙冠：将牙冠放在舌侧，向颊侧旋转就位

用锋利的探针标记牙冠的牙龈位置并检查咬合情况。修剪过长的牙冠，反复试戴、检查至牙龈不再发白

牙冠颈缘应延伸至龈缘下 1 mm

修整牙冠轮廓、缩颈，使牙冠与牙体更为密合

最终试戴就位

精修粗糙的边缘和抛光

流程图 3-2　牙冠就位指南

前的 Ion 冠）的轴面为弧度设计，𬌗面解剖形态类似于天然牙齿，SSC 仅需少量调整即可。牙体预备应根据不同 SSC 的特点，使牙体冠修复后的外形接近正常牙齿的。

牙冠颈缘修整可通过以下方式实现。

· 使用大直径旋转磨头精确缩小牙冠。乳牙牙冠颈缘接近釉牙骨质界，恒牙牙冠颈缘略偏向牙冠侧。

· 牙冠颈缘（0.5 ～ 1 mm）稍微向牙冠内侧弯曲。

· 用抛光轮精修、抛光牙冠颈缘。

牙冠固位

汉弗莱（1950）和福等（1974）指出，若牙齿预备量越少、牙冠颈缘与牙齿颈部越密贴，则 SSC 的固位力越强。当 SSC 就位时，颈缘弹性形变进入乳牙的倒凹区后进一步提高了固位力。当然，实验室研究业已确定黏固剂是一个提高牙冠固位力的非常重要的促进因素。

萨维德（Savide）等（1979）比较了 5 种不同预备方式的固位性能。

1. 明克和贝内特法，只预备颊、舌面近𬌗 1/3。

2. 常规牙体预备合并Ⅱ类洞型预备，其中洞型的颊壁和舌壁向𬌗向聚拢。

3. 颊、舌面自龈下一直预备到𬌗面。

4. 特劳特曼法，磨除龈上隆突，牙体预备延伸至龈缘下 0.5 mm，去除颊、舌面所有的倒凹。

5. 磨除龈上牙体结构（即正常情况下使牙冠正常就位的牙体结构），仅保留龈上部分牙冠，以固位 SSC。

牙冠在以上方法预备的牙体上就位，然后测试黏固前后从牙体上取下牙冠所需的力值。黏固牙冠前，不同预备方法之间的差异很小且不同组牙冠的固位力都很有限；黏固牙冠后，所有预备方法的固位力得到了极大的提升。黏固固位力完全掩盖了机械固位力。因此，研究认为机械固位对 SSC 的固位没有显著贡献。

马修森等（1974）认为，牙冠的固位力更多地与黏固有关，而非与机械卡抱固位有关。拉普和萨维德等指出，牙冠颈缘与牙体在龈下的边缘密合很难实现，而密合不佳会引起牙龈炎症。上述第二种方法制备的邻面洞型有一定的固位作用，但在操作中存在同样的潜在的牙龈问题。而且，即使这种预备方法的固位最强，但并不值得为了制备这样的洞型而损伤牙髓。颊、舌面牙体预备至龈下后，牙冠黏固带来的固位价值相对更高。

研究认为，尽管在牙齿预备过程中丧失了较多的牙体组织，但是获得了良好的手术视野，可以直视牙冠颈缘就位，有助于及时评估并调整牙冠颈缘与牙齿的边缘密合。良好的牙冠塑形、就位，才能更好保证牙龈的健康。对于 SSC 修复来讲，这确实是最好的预备方式。因为其硬度高且操作困难，所以对 Ion 冠来说，良好的牙冠塑形、就位尤其重要。当使用较软的金属冠（如落基山冠）时，可选择保留部分颈部隆突。研究显示，即使是严重龋损的牙齿，牙体预备对于良好的固位来说依然非常重；结论表明，这些牙齿可以使用 SSC 修复，而非拔除。一般认为，在黏固牙冠前，保留尽量多的颊、舌面牙体组织是增强固位力的最佳选择；当然，黏固剂可以增强所有类型预备体的固位能力。无论是牙龈外形，还是牙龈状态，SSC 修复可以实现最接近生理状态的口腔功能恢复。消除颊、舌面隆起有助于这一目标的实现。

临床实践中发现，SSC 修复必须要重视牙龈生理状态的恢复。降低牙齿龈上隆起，将牙冠延伸到龈缘下 0.5 ～ 1 mm，有助于牙龈状态的恢复；粘固剂可以增加牙齿预备后牙冠的固位力。尤其是对于高硬度的 Ion 冠，该操作尤为重要。

使用较软的金属冠时（如落基山冠），可选择性地保留部分颈部隆起。

牙冠黏固（图 3-14）

牙冠的黏固取决于牙髓的状态。对活髓牙在黏固前应使用脱敏剂。玻璃离子水门汀是最常用的黏固剂。马修森（1979）指出，SSC 的固位力主要来自黏固介质，而非机械卡抱。萨福德（Saved）等（1979）的研究显示，预备牙体未黏固前几乎不能提供固位力，黏固可以增加任何预备体的固位力。牙齿的颊、舌侧隆突有助于建立机械固位，但牙冠的固位主要来自适当的黏固。

以下黏固剂可用于牙冠的黏固。

· 氧化锌丁香油酚水门汀；

· 磷酸锌水门汀；

· 磷酸硅水门汀；

· 聚羧酸水门汀；

· 玻璃离子水门汀；

- 树脂改性玻璃离子水门汀；
- 丙烯酸树脂；
- 复合树脂。

牙冠黏固的步骤

- 拆除橡皮障。
- 隔离牙齿；清除牙齿表面的血凝块，清洁和干燥牙冠及牙齿。梅耶斯（Meyers）等（1983）建议黏固牙冠前在预备好的活髓牙齿上涂布脱敏剂。
- 调拌选定的黏固剂，将黏固剂填充牙冠内部 ≥ 2/3（图 3-14）。
- 将牙冠放在牙齿上，从舌侧向颊侧跨越隆突就位。可使用平末端的带环就位器，以确保牙冠完全就位。可以使用压舌板指导患者咬合。在黏固剂硬固前，要求患者以正中咬合位咬合并保持咬合不变。
- 用探针清除多余的黏固剂。对牙齿邻面的多余黏固剂可以在牙线上打结后清理。克罗尔建议用超声波洁治器去除多余的固化的树脂改性玻璃离子水门汀。
- 将湿棉卷放在牙冠上，让患者咬紧，以使牙冠更密合。之后，让患者咬合，检查双侧咬合是否合适。在牙冠龈缘表面涂布凡士林，促进玻璃离子水门汀固化。

SSC 修复后的牙龈组织反应

戈托（Goto，1970）报道了镍铬合金冠修复乳牙后牙龈炎的发病率，研究发现，口腔后部牙龈炎的发病率比前部的高，这一点与牙冠就位程度密切相关：临床检查和影像学评估显示，影像学牙冠就位失败的牙齿中 33% 出现了牙龈炎，牙冠就位一般的牙齿 25% 出现了牙龈炎，牙冠就位良好的牙齿只有 13% 出现了牙龈炎。然而，韦伯（Webber，1974）认为预成冠对牙龈没有产生不良影响。

迈尔斯（1975）发表了一篇关于牙龈组织对 SSC 修复反应的临床研究，认为在牙冠边缘没有缺损的情况下，牙冠周围牙龈炎的发生率较低，这可能是由该情况下这些牙冠不容易导致菌斑堆积所致。此外，迈尔斯还报告了牙冠颈缘缺损和牙龈炎之间的显著相关性。

瓦豪格（Warhaug）认为，牙龈炎的致病原因是菌斑堆积，而不是牙冠不合适造成的机械力缺陷。换句话讲，不是延伸到龈缘下的牙冠颈缘密合不佳导致了牙龈问题，而是 SSC 颈缘表面不光滑导致了牙菌斑的积聚，这解释了牙龈炎和有缺陷的 SSC 之间的相关性。无论原因如何，结果都是一样的；当牙冠就位不佳或牙龈区域抛光不佳时，均可导致 SSC 修复体周围发生牙龈炎的概率增加。

亨德森认为，牙龈炎的病因可能是牙冠材料悬突、表面粗糙及菌斑滞留，或这些因素的组合。亨德森研究发现，软组织可以很好地适应粗糙和未抛光的牙冠表面，就像适应高度抛光的牙冠表面一样，但是菌斑会更易附着在粗糙的表面上，而不是机械刺激导致的。亨德森在临床和放射学研究中注意到，无论预成冠如何精确地被修剪、调整和抛光，总能观察到一些牙龈炎症，因为牙齿和预成冠在形状和边缘上总是存在差异的；颈部隆突的减小有助于减轻牙龈炎症。

牙冠的灭菌

在将 SSC 放回到预成冠盒里、给其他患者使用前，需用清洁剂清洗，去除血液和唾液污染，并进行高压灭菌消毒。

注意事项

在修剪及抛光牙冠时，牙冠可能会滑落并导致幼儿误吸，因此应特别小心。为了防止牙冠误吸，可使用橡皮障或在喉部放置 4×4 规格的纱网。

SSC 放置过程中的常见问题

莫尔和平克（1973）描述了 SSC 放置失败的原因，如牙髓坏死、异位萌出、导致间隙丧失的接触不良、冠周牙龈炎、固位不足导致的牙冠脱落以及咬合过度磨耗。以下是在 SSC 放置过程中遇到的一些常见问题。

不恰当的牙齿预备

· 牙齿任何部位的过度预备都可能导致该区域 SSC 过度伸展。建议以牙尖轮廓和邻牙边缘嵴为参照点，均匀预备牙体 1.5～2 mm。

- 牙体预备不足会导致咬合过高、开𬌗和咬合创伤。肩台的存在使牙冠无法就位。恰当的邻面片切并以 X 线确认可避免形成肩台。
- 不正确的牙体预备会导致牙冠就位困难或牙冠就位后翘动，也可导致𬌗面间隙不足。

牙冠选择不当

- 选择的牙冠尺寸过大或过小。不恰当的牙冠就位可能会出现旋转现象；此外，如果牙齿预备过度或 SSC 修剪过度，则牙冠可能会发生倾斜。
- 如果牙冠尺寸选择不当或对侧牙冠选择错误，则牙冠可能无法就位。
- 牙体的过度预备会导致邻间隙开放、菌斑堆积和牙龈炎。
- 牙齿邻面龋损导致间隙丧失、相应的牙冠邻面外形无法压平。
- 牙冠就位不良会导致黏固剂丢失或牙冠脱位、菌斑堆积和牙龈炎。
- 牙冠在龈下延伸过度会导致牙龈发白。
- 牙冠颈缘精修和抛光不佳会导致牙冠颈缘粗糙、菌斑堆积、牙龈炎。

牙冠消毒不彻底

对使用过的污染牙冠消毒不彻底会导致交叉感染。

SSC 失败的原因

- 牙体预备不足。
- 牙冠成型和缩颈不足。
- 咬合不当。
- 黏固不当（频繁脱胶）。
- 牙髓治疗失败。
- 继发龋（接触不良）。

SSC 修复的正确步骤

- 去净腐质后，进行恰当的牙髓治疗。
- 进行恰当的牙体预备，以获得足够的牙冠固位力。

- 首先从咬合面开始预备牙体，然后预备邻面，对颊、舌面仅做轻微调磨。
- 避免损伤邻牙邻面。
- 选择大小合适的牙冠，以维持牙弓长度。
- 建立恰当的咬合。
- 进行完善的牙冠黏固。

戴冠后的注意事项

- 因为麻醉的影响，儿童牙冠修复后 3 个小时会感觉麻木，在这段时间内儿童没有疼痛的感觉，所以一定不要在这个阶段给孩子进食，避免咬伤脸颊或嘴唇。
- 部分儿童冠修复后初期会有轻微的敏感。
- 儿童不慎咬伤的伤口会在几天内恢复正常。
- 戴冠当天，儿童刷牙时可能会有轻微出血。
- 建议儿童保持良好的口腔卫生，以便于促进牙龈愈合。
- 家长要注意孩子的饮食，少吃口香糖、水果、零食、太妃糖、彩虹糖等黏性食物。
- 如果牙冠松动或部分脱出，则请尽快与牙医联系。如果牙冠脱落，则请保存牙冠并带给牙医。

SSC 修复方法的改进

1950 — 1968 年，几种 SSC 修复改良方法被提出。

- **相邻牙齿的 SSC 修复（纳什，1981）**：当一个象限有 1 颗以上的牙冠需要被修复时，应在一次诊疗中同时完成（图 3-19）。当多个牙冠被放置在同一象限时，相邻牙齿的邻面预备量要略多一点。这将使多颗牙冠的放置更容易。𬌗面预备应逐颗牙齿分别完成；两颗牙齿同时预备会导致预备不当。应确保邻面预备量恰当，邻面间隙能够放置两颗牙齿。牙髓治疗应在牙冠修复前完成。相邻牙齿有邻面龋损时会导致近、远中间隙丧失。进行 SSC 修复时，两个相邻的牙齿都应进行预备；在常规预备𬌗面及邻面后，要对牙齿颊、舌面进行预备，使其能够戴上比正常牙冠稍小的牙冠，而不是只预备邻面。No.110 豪氏钳可被用于调整 SSC 的邻面轮廓、压平接触点。两个相邻的牙冠可以同时进行修剪成型（图 3-10），但在黏固时应先黏固远中牙冠，最后检查牙冠之间是否有恰当的面接触。

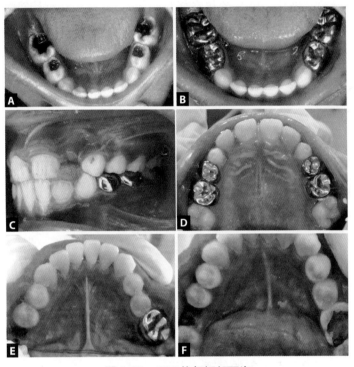

图 3-19　SSC 修复相邻牙齿

- SSC 和邻牙 Ⅱ 类修复体（银汞合金 / 玻璃离子水门汀充填）修复：当需要同时放置 SSC 和进行 Ⅱ 类银汞合金修复时，应先进行牙髓治疗和 SSC 修复，再进行 Ⅱ 类银汞合金修复，这样可以参照 SSC 边缘嵴进行银汞合金 Ⅱ 类洞修复。可以参照 SSC 外形指导银汞合金修复牙体解剖形态。

- 牙弓周长减小或间隙丧失时的 SSC 修复［麦克沃伊（McEvoy，1977）］：长期而广泛存在的龋损会导致牙齿邻面间隙丧失和牙齿移位。牙齿近、远中长度的丧失导致的牙弓周长减小很难恢复。如果邻面龋损导致间隙缩小或牙弓周长减小，则进行冠修复时需要进行更大量的牙齿预备。如有必要，则需要进行牙髓治疗。在黏固牙冠前，应确保边缘嵴可以对齐（图 3-20A）。小号牙冠适合近远中径较小的牙。邻牙的移位使得必须根据牙体预备的情况对牙冠进行调整。对于邻牙间隙少量丧失的情况，建议用豪氏直钳夹平

SSC 邻面接触点。将牙冠对齐并初步就位后，嘱患者咬住压舌片直到黏固剂完全硬固。纳什（1981）建议在修复邻牙时，最好额外对其邻面进行预备（图 3-20B）。

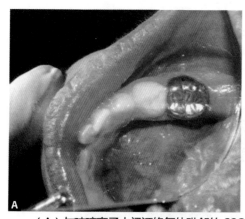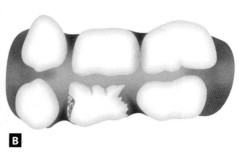

（A）与玻璃离子水门汀修复体毗邻的 SSC；（B）因邻面龋损导致的牙齿近远中径丧失。

图 3-20　SSC 和邻牙 II 类修复体修复

- **下颌第一恒磨牙萌出前的处理**：当第一恒磨牙还没有萌出、第二乳磨牙需要进行冠修复时，需要特别注意测量乳牙牙冠的近远中径尺寸（图 3-21）。如果 SSC 占据了第一恒磨牙的萌出空间，那么可能会造成恒磨牙萌出路径异常。
- **SSC 大小的调整**：在 1971 年，明克和希尔提出了当牙冠过大或过小时的 SSC 修改方法。

牙冠过大或牙齿过小：牙冠过大或牙齿过小通常是由邻面龋损长期存在并伴有间隙缺失所致。为了减少牙冠周长，可在牙冠的颊部做 "V" 形切口，切口边缘相互重叠以使牙冠周长变小（图 3-21）。在牙冠标出需要重叠的部分，然后点焊重叠的边缘。用橡胶轮和精细磨料抛光牙冠并黏固。

牙冠过小：如果牙冠过小，则需要在牙冠颊面或舌面切开，试冠后，在切割处焊接 0.004 英寸的不锈钢带环材料（图 3-22），再次试冠并常规对牙冠进行调整、塑型、缩颈、抛光及黏固。

开放接触：如果牙齿邻面没有建立封闭的接触（灵长间隙除外），则会导致食

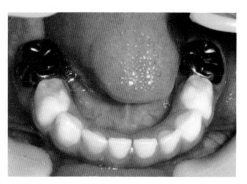

图 3-21　下颌第二乳磨牙的预成冠修复体

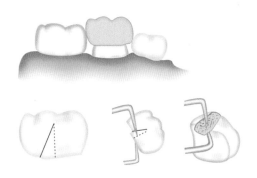

图 3-22　预成冠的尺寸调改（过大或过小预成冠的调改）

物嵌塞，增加菌斑滞留，继而引起牙龈炎。对这个问题可以通过选择较大的牙冠来解决，也可以用 No.112 球窝钳制备邻面突出以建立紧密的邻面接触。增加邻面轮廓突度也可以通过在邻面添加焊料来完成。

- **同一牙弓上的多个牙冠的修复（图 3-23）**：一次治疗可以在同一牙弓上放置多个牙冠。如果牙冠在同一象限不相邻的位置放置，则不需要改变治疗计划。如果牙冠必须放置在相邻牙齿和同侧对颌牙齿上，则需要进行调整。当需要放置多个后牙牙冠时，应该对其同时进行修整和黏固，以便调整相邻间隙并建立恰当的接触区。为了便于调整，首先应在最远端牙齿进行冠修复，然后向近中依次放置。

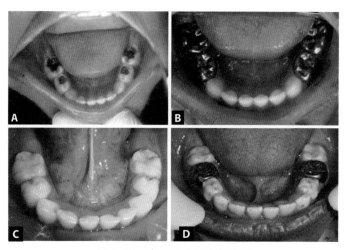

图 3-23　多个预成冠修复病例

在龈下深龋牙齿的冠修复颈缘延伸问题如下（明克和希尔，1971）。

理想的牙冠颈缘应在龈下 1 mm。在邻面有深龋损的情况下，牙冠颈缘应延伸以保护邻面。对较深的邻面/龈下龋损进行冠修复时可以将金属件焊接到牙冠的邻面，延伸牙冠的颈缘（图 3-24）。修剪多余的牙冠，用 No.114 钳修整牙冠的外形，用砂轮抛光后进行牙冠黏固。另一种方法是先完成间接牙髓治疗，然后用银汞合金修复预备好的洞形。按常规牙冠预备流程片切牙体邻面，在有龈下龋损的牙齿的邻面，使 SSC 就位于用银汞合金修复好的牙体结构上；建议使用落基山冠，因为它有足够的殆龈高度，可以覆盖预备好的牙齿。

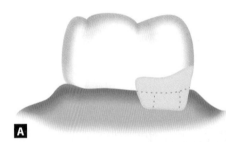 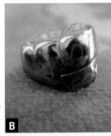 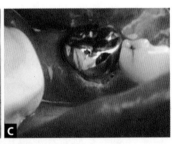

图 3-24　修复牙齿邻面龈下深龋损的预成冠改型

- **不锈钢开面冠修复**：这是一种提高 SSC 美观性的椅旁操作。在前牙中，可以对 SSC 进行修整，去除唇面，保留其余牙冠周长，形成唇侧开面的 SSC，然后用复合材料进行树脂贴面修复。

- **对颌牙过伸的修复**：在对颌牙过长的情况下，开始冠修复前，应对对殆过长的牙齿进行塑型，重新建立咬合平面，并为 SSC 创建咬合间隙。

- **磨牙症/发育不良牙齿的修复**：磨牙症/发育不良会导致牙齿重度磨损（图 3-25），咬合垂直高度降低。对这种情况，可以通过在牙冠表面添加一层焊料（克罗尔技术）来改善；另外，预备牙体时应避免或尽量减少殆面预备。除殆面预备不同外，其余部分的牙体预备和牙冠就位与正常咬合高度牙齿的相同。

- **PVSSC**：该牙冠可用于前牙和后牙，在牙冠的表面使用复合材料或树脂预贴面，以提高牙齿美观度。

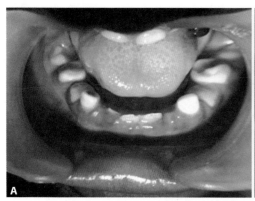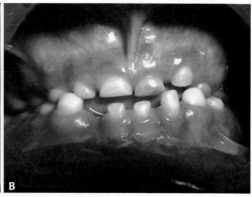

图 3-25　磨牙症 / 发育不全牙齿的修复

- **SSC 放置的生物方法——罩氏技术（Hall 技术）**：罩氏技术是一种治疗龋损坏乳磨牙的方法，腐质被密封在预成冠下，不需要进行局部麻醉、牙齿预备或任何去腐。

这项技术以苏格兰诺那·哈勒博士的名字命名。他使用这项技术超过 15 年。罩氏技术通过将牙齿菌斑密封在牙冠内，将其与正常的口腔环境分离，防止菌斑吸收正常的营养物质，从而控制菌斑的生存环境。当龋齿被有效地封闭隔离时，细菌的数量和致病性就会降低。之前感染的软龋会慢慢变硬。封闭牙冠进行口腔防御的机制是，牙髓的成牙本质细胞受刺激后，形成一层反应性牙本质，可以防止龋损对牙髓的进一步损伤。

在苏格兰进行的一项研究中，研究人员使用罩氏技术对 132 名儿童进行冠修复并随访 2 年，结果显示主要的失败原因包括不可逆的牙髓炎、牙根低密度影像和根尖脓肿形成、需要根管治疗或拔除牙齿。该研究表明，罩氏技术比其他修复方法更有效，比传统修复方法更受青睐。临床试验表明，罩氏技术在大多数情况下是有效的和可接受的。当然，需要仔细地选择恰当的病例。这种技术并不能解决所有的龋齿问题。英尼斯（Innes）等（2009）指出，全科牙医利用罩氏技术有效地治疗乳磨牙龋齿，相较传统修复技术，儿童、家长和全科牙医都倾向于使用罩氏技术。尼科拉（Nicola）等（2007）的研究显示，罩氏技术相比于传统修复技术是大部分患儿、家属和普通牙科医生的首选；2 年随访显示罩氏技术较传统修复技术对牙髓的保护效果更好。罩氏技术提供了一个治疗乳磨牙龋损的有效方法。

罩氏技术的优点

- 牙冠修复更快。
- 与传统 SSC 修复相比，罩氏技术是非侵入性的。
- 不需要去除龋损，不需要牙齿预备。
- 对患者的要求少。
- 对牙医的要求少。
- 不需要进行局部麻醉。
- 不需要使用橡皮障。

罩氏技术的缺点

- 美学缺陷。
- 暂时性开𬌗。
- 不能通过影像学或临床检查评估龋损的进展。

罩氏技术的适应证

- 中等程度的 I 类龋损，龋损扩展程度严重，去除部分龋损后，修复龋洞对很难用黏固剂获得良好的密封效果。
- 邻面 II 类龋损，已形成或未形成龋洞。
- 𬌗面 I 类龋损，未形成龋洞，不适合进行窝沟封闭或常规修复。
- 𬌗面 I 类龋损，已形成龋洞，患者不接受部分去腐技术。

罩氏技术的禁忌证

- 不可逆性牙髓炎。
- 影像学或临床检查显示牙髓炎、根尖炎、根周病理改变或根间低密度影像。
- 颊侧牙龈瘘管。
- 牙冠损坏严重，传统技术无法保留。
- 广泛的邻、𬌗面龋损。
- 偶发性疼痛。

- 牙髓息肉。
- 剩余的健康牙体组织不足以支撑牙冠。
- 患者合作性不足，有误吞风险。
- 有细菌性心内膜炎风险。
- 患者对美观性能不满意。

放置牙冠的临床技术（罩氏技术）（图 3-26）

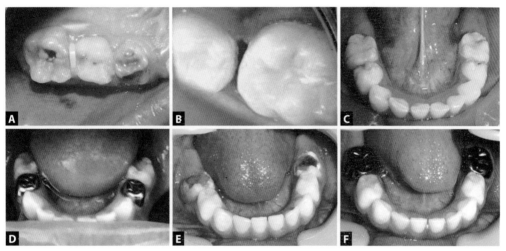

图 3-26　用罩氏技术放置牙冠（先使用正畸分牙圈获取牙齿邻接间隙，然后放置不锈钢预成冠）

需要的器械

- 口镜。
- 直柄探针：用于去除正畸分牙圈。
- 挖匙：用于去除黏固剂，必要时可用于去除牙冠。
- 平头塑料调刀：用于将黏固剂放入牙冠。
- 棉卷：用于将棉卷放置在牙冠上，儿童咬紧棉卷使牙冠就位并擦除黏固剂。
- 成型钳：用于使牙冠成型。
- 纱布：用于保护气道并擦除多余的黏固剂。
- 弹性绷带：用于保护气道，防止牙冠误吸。

操作步骤

· 查看牙齿形状、接触点和咬合情况。

接触紧密：如果牙齿邻接接触紧密，则在牙齿近、远中接触点放置正畸分牙圈分离牙齿；3～5 d后牙齿邻面间隙形成，放置牙冠。

牙冠形态：磨牙邻面龋洞形成伴边缘嵴断裂，邻近牙齿移位到龋洞空隙区。这使得在不对牙齿或牙冠进行调整的情况下，运用罩氏技术放置牙冠非常困难。在这种情况下，需重建边缘嵴、放置分牙圈并用成型钳调整牙冠外形。检查前牙的覆盖关系，检查同侧对颌牙的颊面咬合关系。

· 保护气道：放置牙冠前排除误吞、误咽的风险很重要。可以让患儿坐直，以排除风险。或者将纱布块放置在患儿舌头和牙齿之间并延伸到上颚和口腔后部直至口角外，也可以用微孔胶带黏固在牙冠上来保证安全。

· 选择牙冠尺寸：选择大小合适的牙冠，确保牙冠能覆盖所有的牙尖并能接近邻接点。选择满足这一要求的最小尺寸牙冠。对第二乳磨牙避免选择过大的牙冠，防止对萌出中的第一恒磨牙形成阻萌。试冠时避免牙冠通过接触点完全就位，否则将很难移除牙冠。

· 放置黏固剂：用棉卷将牙冠内部擦干，在牙冠内放置玻璃离子水门汀黏固剂，避免产生气泡和空隙。

· 牙冠就位：将牙冠压置于牙齿上，保持手指用力，直到黏固剂初步凝固。移开手指，确保牙冠不会脱落。让患儿咬住牙冠，直到黏固剂硬固。

· 清除多余的黏固剂：再次检查牙冠就位，使用探针从牙冠边缘清除多余的黏固剂。

· 最终清除黏固剂，检查咬合状况：通常去除多余的黏固剂后，牙龈不再发白。测量咬合打开的程度，如果咬合过高，则可用高速手机去除牙冠的𬌗面，使其类似正畸带环或去除整个牙冠。检查冠修复后牙齿的颊面牙尖关系。叮嘱家长和患儿，会有暂时性的咬合过高，一般几天后就会恢复，不必担心；如有其他不适，则应及时就诊。复查时，应注意评估牙齿的牙髓状况。

临床小技巧

· 同一次治疗时不要在上、下颌相对的牙齿上同时放置罩氏冠。建议一侧牙齿咬合重建后再行对颌牙冠修复。对侧的上、下颌牙冠可以同时放置。

· 如果使用罩氏技术同时修复相邻的多颗牙齿有困难，则可以分次修复。

· 牙冠就位时遵循最小阻力路径原则：牙冠会向接触不紧密的一侧倾斜，很难形成紧密接触。

· 如果牙冠没有完全就位，则在黏固剂硬固前可用挖匙将其取下。

· 应提醒家长和患儿，24 h 后会适应预成冠。

· 罩氏技术不是一劳永逸的技术，需要按时复诊，以确定牙髓状态。

· 偶尔，牙冠会出现咬合磨损的情况，对此可以用复合材料进行修复。

全冠丝圈式间隙保持器

· 间隙保持器分为固定式、可摘式两种，可以使用直接法或间接法制作。可摘式间隙保持器需要家长、患儿与牙医长期合作，通常很难实现。间接法需要加工厂配合和患者多次复诊。固定式间隙保持器需要多次重新黏固，以防止带环下脱矿或保持器脱落。

· 比默等（1993）提出了一种适用于乳磨牙 SSC 的正畸带环的改形方法。单个乳磨牙早失后，单侧使用固定式间隙保持器在儿童牙科临床工作中应用广泛。间隙保持器可阻止邻近牙齿的移动，保持牙弓上的应有间隙，保证恒牙正常萌出。根据美国儿童牙科学会临床指南，固定式单侧间隙保持器有两种类型：带环丝圈式间隙保持器和全冠丝圈式间隙保持器。全冠丝圈式间隙保持器有良好的固位力，但需要两次制作；如果全冠丝圈式间隙保持器变形或旋转，则很难在口腔内进行调整；如果全冠丝圈式间隙保持器损坏或需要更换，则必须拆除牙冠，并制作新的牙冠丝圈式间隙保持器。在乳磨牙 SSC 修复后，放置带环丝圈式间隙保持器是一种简单而省时的方法。在第一次就诊时只需要放置一个牙冠，复诊黏固带环丝圈式间隙保持器时不需要进行局部麻醉。如有需要，则可拆除带环丝圈式间隙保持器，进行调整或重新制作黏固，而无须拆除 SSC。

· 克里斯坦森（Christensen，1988）和菲尔茨（Fields，1988）不建议使用全冠丝圈式间隙保持器。菲尔茨（1993）也不建议使用全冠丝圈式间隙保持器，认为其不便移除和替换；他推荐对于 SSC 修复的牙齿应该像天然牙齿一样使用带环丝圈式间隙保持器。麦克唐纳德（McDonald）等指出，第一乳磨牙 SSC 修复后放置带环丝圈式间隙保持器提供了理想的固位力。

并发症

- **邻面肩台**：如果锥状车针预备邻面时角度偏斜，则会在邻面产生肩台，而非预期的无肩台邻面片切（图 3-27）。如果邻面肩台不能消除，则会导致牙冠就位困难。
- **牙冠倾斜**：牙体预备不当可导致牙冠倾斜（图 3-28A）。

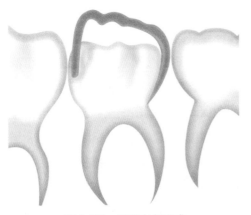

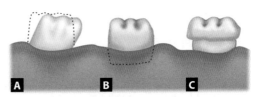

（A）预成冠就位不当，颈缘密合性差（预成冠由左向右倾斜）；（B）预成冠颈缘延伸过长；（C）预成冠𬌗龈距离过短。

图 3-27　邻面肩台形成　　　图 3-28　牙冠倾斜、牙冠过长、颈缘不良

- **牙冠过长**：预成冠颈缘过长（图 3-28B）会导致牙龈变白、牙周附着丧失和由于食物堆积引发的牙周问题。牙冠过长可以通过调整龈下延伸（1 mm）长度来解决（图 3-28B）：在牙冠上标记龈缘线、修剪多余的牙冠、缩颈、抛光。
- **颈缘不良**：当牙冠就位不良时，其颈缘密合性降低，容易导致颈缘继发性龋损（图 3-28C）。
- **牙冠误吞/误吸**：由于儿童不配合或牙医的疏忽，可能会导致牙冠误吞或误吸。

预成冠修复特殊情况下的恒磨牙

恒牙预成冠修复的适应证、禁忌证及牙齿的预备要与乳牙不同。根据克罗尔（1978）和卡斯塔尔迪（Castaldi，1978）的研究，SSC 可提供最理想的恒磨牙短期

问题的解决方法。

　　每颗恒磨牙都有 6 种型号的牙冠，其近远中径在 10.7 ～ 12.8 mm，各型号尺寸依次增加约 0.4 mm。牙冠固位力主要来自牙冠颈缘。牙冠颈缘应刚好位于牙龈龈缘，需对颈缘仔细调整、抛光，以保证精确贴合。恒磨牙 SSC 调整比乳磨牙 SSC 调整需要更多的椅旁时间。

　　在恒磨牙牙体预备过程中进行 SSC 修复时，需要考虑到将来铸造修复的需要。

　　当进行 3M ESPE SSC 修复恒磨牙时，牙体预备可相对保守。恒磨牙预备的方法与乳磨牙的基本一致，只是预备的牙体组织稍微少一些，牙体预备的终止线刚好在游离龈下，牙冠颈缘应与预备终止线吻合。

适应证

- 广泛龋损：后牙有广泛龋损，继发龋损风险高，临时性充填材料修复固位不佳，且出于牙髓考量，不能用铸造冠修复。在这种情况下，可使用预成冠修复。
- 临时修复：在金属铸造修复或陶瓷贴面修复前进行半永久性修复。
- 牙齿缺陷：全包裹式修复牙釉质或牙本质发育异常的年轻恒磨牙。
- 根管方面：对 SSC 修复的牙齿可在𬌗面开髓，进行根管治疗。

SSC 修复的目的与其他任何方式修复的目的相同：不仅要为患者重建理想的咬合，还要建立良好的邻面接触。整个牙齿结构需要在生理上恢复到可接受的程度，并且保持咀嚼功能和牙周的完整性。

步骤

修复过程包括影像学评估、麻醉、术前咬合评估、手术区的准备、牙体预备及牙髓保护、牙冠的选择与就位、咬合关系建立、颈缘的影像学确认和牙冠的修整与黏固。

- **影像学评估**：除术前对患牙及其相关结构进行影像学评估之外，术中牙冠黏固前对牙冠颈缘贴合的精确就位评估至关重要，因为常规临床检查难以评估龈下区域（图 3-29A）。
- **麻醉**：为牙科医生最关心的问题，为了患者在牙科治疗期间感到舒适，需要进行常规的局部麻醉，以消除牙体预备及诊疗过程中一些软组织操作带来的疼痛。

- **术前咬合评估：** 在预备牙体前，精确评估咬合关系对于牙体修复来说非常重要。受混合牙列和恒牙早期的动态生理学因素的影响，年轻患者的咬合关系往往被忽略，然而，如果对发生严重龋损的恒牙使用 SSC 修复，则咬合关系可能会受到不利影响，在预备牙体前可能需要进行咬合调整。对殆磨牙会伸长到发生严重龋损的磨牙间隙内。因此，有必要通过去除部分牙体组织来纠正对殆过长牙。在此阶段应进行咬合调整，以建立正确的咬合平面。

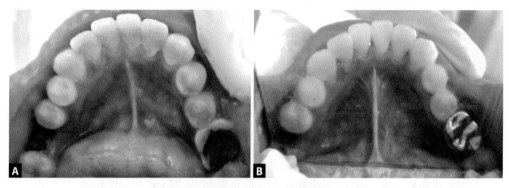

图 3-29　恒磨牙上的 SSC 修复体

- **手术区的准备：** 在黏固牙冠前需对手术区进行橡皮障隔离。橡皮障的主要优点是，除了可以通过术前 X 线片评估邻接中心外，还可以清晰地观察待修复牙齿的龈缘外形线。

　一般情况下，可使用两种类型的橡皮障夹。第一种是固定式橡皮障夹，用于将橡皮障固定在相应位置上，通常放置在待修复牙齿的远端牙上；第二种是可收缩橡皮障夹，用于轻柔地压下待修复牙齿周围的游离龈。

- **牙体预备及牙髓保护：** 有多种不同的器械组合可以有效地进行牙体预备。可先用柱状金刚砂车针或火焰状车针预备咬合面，再用锥状车针预备邻面。在预备过程中大量喷水是必不可少的，这样可以消除难闻的气味，减少牙齿碎屑形成的粉尘，最重要的是可以减少医源性产热，以免损伤牙髓组织活力。

　出于解剖的变异和实际操作的考量，恒牙和乳牙的预备确有不同。恒牙没有明显的颈部隆突以增强牙冠的固位。但恒牙的牙尖要高得多。对恒牙而言，牙体组织的保存更为重要，因此对恒牙还是建议使用铸造牙冠进行永久修复，暂时性修复不能影响最终修复的固位。

　　牙齿预备的一个重要步骤是钝化所有轴角和线角（包括颊𬌗线角、舌𬌗线角和邻𬌗线角）。这种操作有利于牙冠就位及牙冠颈缘的密合。与铸造金属冠的预备方式相似，恒牙的牙体预备应从咬合面开始。在预备牙体时应注意保持牙齿的解剖形态，同时保证整个预备过程中咬合间隙在 1 ～ 2 mm。这种预备要求用柱状车针更易实现。先预备𬌗面，可使下一步的邻面预备更好控制，可视性更好。

　　邻面片切消除了牙齿的邻接，形成了牙冠就位和恢复邻接所需的空间。建议用 No.169 长钨钢车针预备邻面。在牙齿之间放置一个木楔或扁平的圆形牙签可有效防止橡皮障干扰、避免牙龈撕裂。终止线应该刚好位于龈缘下，然后稍微预备牙体颊、舌面，以减少突度，尤其是要减少近龈 1/3 的牙冠突度，这样 SSC 就可以保持原来的突度，从而增加颊舌径。在龈缘位置应该形成精细的刃状边缘，保证牙冠的菲薄、光滑颈缘可以被覆盖。当龋损延伸至龈下时，牙冠颈缘也必须延伸至龈下，以覆盖去除龋损后的牙体。SSC 的颈缘必须牢固地包裹整个牙冠边缘。可用挖匙和慢机以传统的方式去除龋损组织并使用垫底和脱敏剂保护牙髓。

- **牙冠的选择和就位**：所选的恒牙牙冠应与周围牙齿建立良好的邻面接触，并在颈部卡扣到位。并不是所有的商业牙冠都能适合每一种情况。事实上，在修复中注重良好咬合关系的临床医生可能会对市场上不同类型的牙冠感到失望，而且不同牙冠的𬌗面解剖形态、牙尖高度、颊舌径和𬌗龈高度差异很大。作为患者的永久医疗记录的一部分，选择一个固定品牌的牙冠可让研究模型更容易。在邻面龋损较深的情况下，有一些预成冠𬌗龈距离不足。明克和希尔（1971）提出了对这个缺陷的解决方法：对于乳牙冠，可以焊接额外的牙冠或带环材料；对于恒牙，建议至少准备一个未修剪的牙冠，待用，而不是采用明克的加焊方法。

　　某些类型牙冠的牙尖高陡，类似于刚萌出的磨牙。而有些类型牙冠的𬌗面解剖形态类似于磨损较为严重的牙齿。出于经济成本的考虑，我们不可能准备 5 种品牌的牙冠以方便我们充分选择。然而，考虑到牙齿𬌗面解剖形态的变异，我们至少需要准备 2 种品牌的牙冠。

　　一旦选择了合适的品牌，就可以去选择牙冠尺寸。一些医生提倡测量预备好的牙齿尺寸，而另一些医生则采用试错法。艾伦（Allen，1971）研究显示，如果可能的话，测量对侧牙齿的尺寸并结合试错法是选择牙冠的最方便的方法，这样可以选择一个塑型和缩颈后保证边缘密合性的预成冠。

使用橡皮障在牙冠就位的过程中极为重要。恰当使用橡皮障，以保证牙冠完全就位具有重要意义；橡皮障夹作为牙龈推开器可以提供这种可视化。当用可收缩的橡皮障夹撑开带有较小孔的厚橡皮障时，可将牙龈边缘压下去。橡皮障的邻面部分和适当的楔子可压下邻面牙龈。如前所述，SSC 的合适长度可以通过缩颈、修剪及绿色磨头精修来实现。卡斯塔尔迪指出，乳牙预成冠制备的一个常见错误就是牙冠邻面过短，导致牙齿邻面易发生龋损。正常情况下，邻面区域被牙龈乳头覆盖，但使用橡皮障压下牙龈可以较容易地观察到邻面区域的情况。

在试冠过程中，需要重建临床牙冠的正常高度。牙冠的角度非常重要，它有助于重新建立牙冠和牙齿原始长轴，避免牙尖干扰和下颌移位。当确定牙冠在牙齿上正确就位后，需对牙冠颈缘进行严格检查，尤其是邻面接触点下方的区域。可使用缩颈钳内收牙冠颈缘。这种钳子可使牙冠边缘形成扇贝状，然后再用轮廓钳使边缘更平滑。缩颈后的牙冠再次试戴，并在可视情况下用探针仔细检查牙冠边缘。对检查发现的不密合区域都可以用不掉色的细尖铅笔或记号笔进行标记，并标识需要进行内收和轮廓处理的部位。当牙冠达到理想的就位时，拆除橡皮障，将牙冠重新就位并评估咬合。木制压舌板可以作为一个极好的咬合棒，可在特定区域施力帮助牙冠就位。最后全面核查早接触、牙冠角度、牙冠高度和修复体的稳定性并纠正相应缺陷。

- **咬合关系的建立**：牙冠过高会导致开𬌗。为了防止牙冠过高，应先将其取出，指导患者正中咬合，用铅笔标记尖牙区的咬合关系。然后重新试戴牙冠，确保咬合正常（图 3-29B）。
- **牙龈的影像学确认**：在黏固前，用𬌗翼片检查邻面边缘的完整性。如果牙冠过长，则需修剪牙冠。如果牙冠过短，则应添加焊接材料或更换新的牙冠。
- **牙冠的修整与黏固**：当调整所有咬合面和龈缘后，可能需要重新缩颈，因为每次进行牙冠就位和移除时，金属会发生细微的膨胀。可以用绿色磨头和大橡胶轮打磨和抛光牙冠边缘，以去除划痕；用碎布轮和硅藻土磨料进行抛光，最后用宝石粉进行细抛，可以轻易地完成对边缘的最终处理。在黏固前，用湿棉签或小刷子彻底清洁牙冠内部。

广泛用于 SSC 黏固的 3 种类型黏固剂有磷酸锌水门汀、聚羧酸锌生产水门汀和丁香油酚氧化锌水门汀。经过适当的牙髓处理后，任何一种黏固剂都可以。取下橡皮障，用大量的水冲洗，用暖气流干燥牙齿。将黏固剂调拌成膏状，然后将牙冠填满，确保覆盖所有边缘，用手指或压舌板轻压，嘱患者轻咬使牙冠完全就位，多余的的黏固剂会溢出牙冠颈缘。

去除橡皮障，用剪刀剪断牙齿邻面间的橡皮障布。再次确认牙冠在牙体上的角度以及黏固前后的牙冠的咬合关系是否有变化。在黏固剂硬化前，仍有机会纠正偏差。根据前牙上的铅笔划线，确认是否需要重建正中咬合。让患者轻轻咬住 2 英寸的正方形纱布块几分钟，让黏固剂凝固。

在牙冠修复过程中或修复后，对牙冠周围软组织的处理极其重要。外形与牙齿硬组织类似、边缘光滑的理想牙冠，对牙龈的健康来说至关重要。注意去除多余的黏固剂，以防止发生牙周炎症。

恒牙 SSC 的使用寿命

影响恒牙 SSC 使用寿命的主要因素是牙龈萎缩、颈缘继发龋、黏固剂溶解和牙冠咬合面磨损。金梅尔曼（Kimmelman，1977）和里斯纳（Riesner，1977）报道了将 SSC 用于恒牙的长期病例。报道回顾了 65 例预成冠修复患者，其中 13 例在口腔中保存了 49 ～ 120 个月；但该报道中没有任何临床技术的描述。

1973 年，研究人员在一名 42 岁的美国士兵口中观察到了一个 SSC。根据军方牙科医院的记录，该修复体是在 1958 年放置于上颌磨牙上的。在过去的 10 余年间，都没有明显牙龈发炎的迹象；牙冠咬合面有磨损，但都没有磨穿金属；腭侧牙龈有小范围的退缩，暴露出约 1 mm 的根面，然而在该区域牙冠仍然有良好的边缘密合性。因为对侧磨牙缺失，所以无法观察对侧同名牙腭部区域是否有牙龈退缩。不过，患者回忆在过去的 15 年间没有任何不适。这提示，预成冠如果做得仔细，则可以成为一个理想的临时修复体，直到使用更理想的铸造冠永久修复。

镍过敏

35 年前镍合金已用于制作矫治器。镍合金可释放出大量的镍离子，可能会引起镍过敏或过敏性接触性皮炎。镍铬合金冠中镍的比例（70%）明显高于 SSC、正畸带环和正畸弓丝中镍的比例（9% ～ 12%）。因为很多女性打耳洞，所以镍过敏在女性中比在男性中更普遍。与皮肤相比，接触更高浓度的过敏原才能引起口腔黏膜的反应。因此，很难评估镍在口腔内的释放情况。

一些研究表明，含镍比例较高的牙冠会导致镍过敏。菲斯比（Feasby）等（1988）报道了 8 ～ 12 岁儿童使用镍铬合金冠修复后出现了镍过敏斑块试验阳性。而使用常规 SSC 的对照组与使用不含镍矫治器的对照组相比，没有出现镍过敏斑块且对照组间无统计学差异。梅内克（Menek）等（2012）研究发现，随着 pH 的升高，镍离子的释放量降低，而且镍离子的释放量随着时间的推移逐渐降低。伊尔米压兹（Yilmiaz）等（2012）的病例报告认为，口周皮肤出疹是由 SSC 中释放的镍离子引发的迟发性超敏反应所致。

前牙 SSC

目前已不再使用 SSC 修复前牙（图 3-30），而是使用贴面 SSC，以达到更好的美观效果。两种修复体的预备方法类似。多年来，SSC 是半永久性修复折断的恒切牙的唯一快速有效的方法。然而，SSC 因美观性不佳而饱受诟病，现已基本上被复合树脂修复取代。目前，前牙预成冠的一个作用就是在采用复合树脂修复前，在折断的牙齿上作为临时修复体存在。SSC 的主要特性是能够防止牙间隙关闭和对颌牙齿过长。当折断线是水平向时，修复体承受的咬合力较大，SSC 比复合树脂更耐用；但 SSC 只是一种临时的治疗方法，最终会被复合树脂或瓷冠替代。

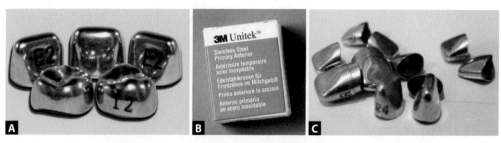

（A）乳前牙和乳后牙 SSC；（B）乳前牙 SSC 补充装；（C）乳前牙 SSC。

图 3-28 乳前牙 SSC

制造商

3M Espe-Unitek、St Psul、MN、Acero、Seattle WA、落基山公司。

步骤

步骤 1

第一个步骤是测量牙齿的近远中径，以便于选择大小合适的牙冠。如果折断的牙齿邻接没有间隙，则需要片切邻面，以便于放置牙冠。前牙 SSC 通常太长，因此需要按照后牙 SSC 的修整方法，在牙龈边缘做标记并反复修整，直到形成合适的颈缘。

SSC 唇面开窗，可达到较好的美学效果。可以用高速手机和金刚砂车针去掉多余牙冠，最后用绿色磨头精修边缘。唇面边缘必须保留部分牙冠，否则牙冠很容易移位。

步骤 2

使用 No.112 钳塑型舌面隆突，避免形成咬合干扰。用 No.417 钳或较小的 No.421 钳修整牙冠，确保牙冠以"卡扣"的形式固位。在黏固牙冠前，用氢氧化钙洞衬材料保护牙本质表面，用复合树脂修复缺失的牙体。牙冠可以在位数月，在此期间，可以进行牙髓活力测试，而且牙冠变色可以很容易被观察到。

适应证

· 牙髓治疗后。
· 多牙面龋损。
· 折断切牙。

优点

· 固位力强。
· 持久耐用。

缺点

美观性不佳。

可用冠套装

前牙冠套装：72 颗牙冠，可用于乳切牙、乳尖牙和恒切牙的预成冠。

制造商：落基山公司和 Unitek 公司。

参考文献

[1] ALBERS J H. Use of preformed stainless steel crowns in pedodontics. Quint. Int. 1979, 10（06）:35-40.

[2] American Academy of Pediatric. American Academy of Pediatric Dentistry–Reference manual, 1992—1993. Chicago; Guidelines for management of the developing dentition in pediatric dentistry,1992: 46-49.

[3] BEEMER R L, FERRACANE J L, HOWARD H E. Orthodontic band retention on primary molar stainless steel crowns. Pediatric Dentistry. 1993,15:6.

[4] BIGSBY B G, DMD, TUNISON M. Comprehensive Dental Care for Children, Adolescents and Challenged people. http://www.valleydentalpediatrics.com/crowns.php.

[5] BRAFF M H. A comparison between SSC and multisurface amalgams in primary molars. J Dentistry Child. 1975, 42（06）:478.

[6] CROLL T P, EPSTEIN D W, CASTALDI C R. Marginal adaptation of stainless steel crowns. Pediatric Dentistry. 2003, 25（03）:249-52.

[7] CROLL T P, EPSTEIN D W, CASTALDI C R. Marginal adaptation of stainless steel crowns. Pediatric Dentistry. 2003, 25:249-452.

[8] DAYDD EVANS, NICOLA INNES. The Hall technique guide. The Hall Technique A minimal intervention, child centred approach to managing the carious primary molar. A user manual, University of Dunde http://www.mendeley.com/groups/1533433/reading-listcaries/.

[9] DUGGAL M S, CURZON M E, FAYLE S A, et al. Restorative techniques in

pediatric dentistry: An illustrated guide to the restoration of extensively carious primary teeth, London, Martin Dunitz. 1995, 8:72.

[10] ENGEL R J. Chrome steel as used in childrens dentistry. Chron Amaba Dist. Dentistry. Soc. 1950, 13: 255-258.

[11] FUKS A B, ZADOK S, CHOSACK A. Gingival health of premolar successors to crown primary molars. Pediatric Dentistry. 1983, 5（01）:51-52.

[12] GOTO. Clinical evaluation of preformed crowns for deciduous teeth. Bull. Tokyo Dental. Coll. 1970, 11:169-175.

[13] http://www.mendeley.com/groups/486021/reading-list-restorative-dentistry/.

[14] http://www.scottishdental.org/resources/HallTechnique.htm.

[15] HUMPHREY W P. Use of chrome steel in children's dentistry. Dentistry. Surv. 1950, （26）:945-953.

[16] HUTCHESON C, SEALE N S, MCWHORTER A, et al. Multi-surface composite vs stainless steel crown restorations after mineral trioxide aggregate pulpotomy: a randomized controlled trial. Pediatric Dentistry. 2012, 34（07）:460-467.

[17] INNES N, EVANS D, HALL N. The Hall Technique for managing carious primary molars. Dentistry Update. 2009, 36（08）:472-474, 477-478.

[18] INNES N P, DAFYDD J P EVANS, DAVID R STIRRUPS. The Hall Technique; a randomized controlled clinical trial of a novel method of managing carious primary molars in general dental practice: acceptability of the technique and outcomes at 23 months. BMC Oral Health. 2007, 7（18）:1-21.

[19] KENNEDY D B. The stainless steel crown. Pediatr. Oper. Dentistry. Bristol 1976, J Wright and Sons Ltd.

[20] KOWOLIK J, KOZLOWSKI D, JONES J E. Utilization of stainless steel crowns by general dentists and pediatric dental specialists in Indiana. J Indiana Dentistry Assoc. 2007, 86（02）:16-21.

[21] MATA A F, BEBERMEYER R D. Stainless steel crowns versus amalgams in the primary dentition and decision-making in clinical practice. Gen Dentistry. 2006, 54（05）:34750;quiz 351, 367-368.

[22] MATHEWSON R J, LU K H, FALEBI R. Dental cement retentive force comparison on stainless steel crown. J Calif Dentistry Assoc. 1974, 2:42.

[23] MC DONALD. Dentistry for child and adolescent, 5th edn. （1996）; The C.V. Mosby Co.

[24] MENEK N, BAŞARAN S, KARAMAN Y, et al. Investigation of Nickel Ion Release from Stainless Steel Crowns by Square Wave Voltammetry. Int. J. Electrochem. Sci. 2012, 7: 6465-6471.

[25] MINK J R, BENNETT I C. The stainless steel crown. J Dentistry Child. 1968, 35:186-196.

[26] MYERS D R. A direct technique for the placement of stainless steel crown-and loop space maintains. J Dentistry Child; 1975: 37-39.

[27] NASH D A. The nickel-chromium crown for restoring posterior primary teeth. J Am Dentistry Assoc. 1981, 102:44-49.

[28] RANDALL R C. Preformed metal crowns for primary and permanent molar teeth: Review of literature. Pediatric Dentistry. 2002, 24: 489-500.

[29] RANDALL R C. Preformed metal crowns for primary and permanent molar teeth: review of the literature. Pediatric Dentistry. 2002, 24（05）: 489-500.

[30] RAPP R. A simplified, yet precise technique for the placement of stainless steel crowns on primary teeth. J Dentistry Child. 1966, 33:101-112.

[31] SAHANA S, VASA KAA, SEKHAR R. Esthetic crowns for primary teeth. 2010, 2（02）:87-93.

[32] SALAMA F S. Stainless steel crown in clinical Pedodontics: A review. The Saudi Dental Journal. 1992, 4（02）:70-74.

[33] SAVIDE N L, CAPUTO A A, LUKE L S. The effect of tooth preparation on the retention of stainless steel crowns. J Dentistry Child. 1979, 46:25-33.

[34] SEALE N S. The use of stainless steel crowns. Pediatric Dentistry. 2002, 24:501-505.

[35] SHARAF A A, FARSI N M. A clinical and radiographic evaluation of stainless steel crowns for primary molars. J Dentistry Child. 2004, 32（01）:27-33.

[36] University of Dundee. A minimally intervention, child centred approach to managing the carious primary molar.

[37] WAGGONER W F, COHEN H. Failure strength of four veneered primary stainless steel crown. Pediatric Dentistry. 1995, 17（01）:36-40.

[38] WAGGONER W F. Restoring primary anterior teeth. Pediatric Dentistry. 2002, 24:

511-516.

[39] WIDENFELD K R, DRAUGHN R A, SHERYL G E. Chairside veneering of composite resin to anterior stainless steel crowns: Another look. J Dentistry Child; 1995, 270-273.

[40] WIEDENFELD K R, DRAUGHN R A, WELFORD J B. An esthetic technique for veneering anterior stainless steel crown with composite resin. J Dentistry Child. 1994, 61（56）:321-326.

[41] YILMAZ A, OZDEMIR C E, YILMAZ Y. A delayed hypersensitivity reaction to a stainless steel crown: a case report. J Clin Pediatric Dentistry. Spring 2012, 36（03）:235-238.

铝冠

铝冠是用于双尖牙的临时冠（图 3-31A、B）。铝冠具有解剖式殆面和牙齿形状的横截面（非圆柱形）。铝冠轴面易塑型、易就位，横径最大尺寸约 11 mm，可以覆盖和保护牙齿边缘（图 3-31C）。后牙也可以用铝冠临时修复。牙冠的黏固可以用 IRM 或氧化锌丁香油酚水门汀（ZOE），如图 3-31D、E 所示。

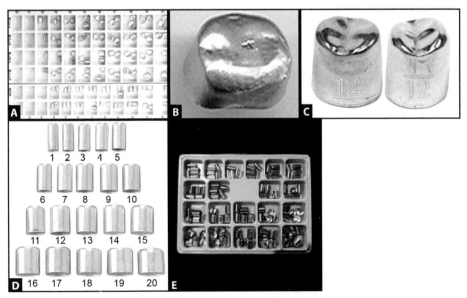

（A～C）铝冠；（D、E）铝冠套装及补充装。
图 3-31　铝冠

牙冠规格

磨牙和双尖牙牙冠有 9 种规格，编码为标准的铜圈编号系统。基础套装含分隔托盘（图 3-31A），可使牙冠的挑选更容易。为避免混淆，每个牙冠上都印有尺寸和象限。铝冠有 BL、BU、ML、MU 4 种型号，No.4 ～ No.12 等不同尺寸。

制造商：皮尔逊（Pearson）牙科供应公司（自 1945 年）。

铝冠修复的操作步骤

表 3-6 显示了铝冠修复的操作步骤。

表 3-6　铝冠修复的操作步骤	
序号	具体步骤
1	在备牙前选择牙冠。牙体预备与 SSC 的相似。选择合适的牙冠尺寸后，在牙齿上试戴，确保牙冠邻接恰当
2	评估牙冠的龈端修剪量。如果铝冠比邻牙长 2 mm，则用冠剪在牙冠的龈端一周修剪 2 mm。重要的是以平滑的方式修剪，避免颈缘尖锐或不平整，导致牙龈激惹
3	用缩颈钳将牙冠颈缘向内缩颈（最常用的缩颈钳是 No.112 钳、No.114 钳和 No.115 钳）。用成型钳将牙冠调整到终止线。也可以不必塑型，用丙烯酸树脂（自固化丙烯酸）为牙冠重新衬里。这可以使内部更贴合、边界更精确、操作更好，有助于形成金属悬突
4	将牙冠在预备好的牙齿上初步就位，指导患者正常咬合。这样有助于在较软的铝冠上建立初始殆面解剖形态
5	用咬合纸检查咬合情况并进行调整
6	检查牙冠边缘是否粗糙；如粗糙，则可以用砂纸、圆盘或橡胶轮抛光

金阳极氧化铝冠

金阳极氧化铝冠耐磨性好、强度高，但美观性较差，常用于前磨牙和磨牙，为了充分发挥功能及使牙冠更加耐用，牙冠使用的是中等硬度的铝合金。这种铝冠的优点是延展性好，可以进行良好的咬合调整，是可以临时覆盖恒牙后牙的最柔软、最具韧性的商业冠。这种材料的延展性高达 50%，可使边缘更密合、咬合更容易适应。牙冠可以修整轮廓和抛光，且不起皱。然而，柔软度高也是这种冠的主要缺点，正常咀嚼时也容易磨穿。因此，建议将该冠用于短期修复，除非重衬丙烯酸树脂以增加强度。3M Unitek 金阳极氧化铝冠使用中等硬度的铝合金，以增加硬度，使牙冠耐用。金阳极氧化消除了金属味道和电流冲击，可使患者感觉更舒适。

商业产品：3M™/Unitek™ 金阳极氧化铝冠。

特点

· 中等硬度的铝合金，不会轻易变形，并可以减少磨穿。

· 牙龈轮廓已预先修剪，只需要进行少量调整。

· 平行壁设计，可减少冠的卷边、节省时间。

· 多种型号尺寸适合双尖牙和磨牙的修复。

3M ESPE 金阳极氧化铝冠（图 3-32）有 108 个尺寸，适用于双尖牙和磨牙，可提供不同毫米级尺寸的冠（表 3-7），可用牙冠订单表格订购补充装（可参考第 6 章）。

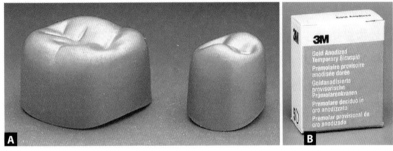

（A）金冠；（B）金冠补充装。
图 3-32　阳极氧化铝

表 3-7　3M ESPE 金阳极氧化铝冠		
牙位	尺寸型号	宽度范围 / mm
上颌第一双尖牙	8	5.6 ～ 9.1
上颌第二双尖牙	8	5.6 ～ 9.1
下颌第一双尖牙	7	5.7 ～ 8.6
下颌第二双尖牙	7	6.2 ～ 9.1
上颌第一磨牙	6	9.4 ～ 11.9
上颌第二磨牙	6	9.4 ～ 11.9
下颌第二磨牙	6	9.6 ～ 12.2

套装

942501：基础套装有 84 个牙冠。

942301：臼齿套装有 84 个牙冠。

限定套装：GB-000。

参考文献

http://www.parkell.com/products/402/Aluminum-Crowns.

贴面SSC/开面SSC/椅旁不锈钢贴面冠

当今时代是一个受潮流引领影响的时代，儿童也越来越在意自己的外表。进入 21 世纪，牙齿治疗中的美观考量是家长和儿童首先关注的问题。数十年前酸蚀技术被引入口腔领域，牙齿黏结技术得到了飞速发展。随着酸蚀技术的发展，研究者用不同的方法研究树脂与金属的结合。在 SSC 上粘固牙色树脂这种修复方式更容易被人们接受；这种方式在儿童牙科领域开创了一个全新的方向。

用于前牙的 SSC 可被修改成开面 SSC，即修剪掉牙冠的唇面金属，保留唇面周缘，然后用树脂贴面 / 牙色塑料材料修复 (Croll, 1996)；牙冠的唇面边缘和舌背面保留金属。这种方法可充分利用不锈钢预成冠的优势。使用复合树脂在 SSC 的颊面贴面也是改善后牙美观性的一种选择。

前牙 SSC 贴面技术

牙体预备

牙体预备前先进行麻醉。充分麻醉后，使用高速手机及 No.699 车针，在平行于牙体长轴方向做牙齿近、远中及唇面的预备。为确保 SSC 的贴合，应去除足够的牙冠隆突部分，牙体预备应向龈沟内延伸 0.5 mm，切端预备 1.5 mm 后使用 4 号球钻去除剩余的龋损组织，如有必要，则可进行牙髓治疗。

牙冠试戴

选择合适的牙冠并试戴。唇面龈缘应尽量延伸至龈沟底部。修剪多余的牙冠颈缘至龈下 1 mm 处，确保牙龈无缺血、变白现象。将牙冠缩颈及抛光后，使用聚羧酸水门汀黏固，凝固后除去多余的黏固剂。

窗口预备

使用 No.330 或 No.245 车针在牙冠的唇面开窗。使用低速手机和 No.35 金刚砂抛光盘精修窗口。预备窗口切端部分并制备 0.5 mm 的倒凹，同时保持边缘平直。牙齿切端平行于邻牙切端预备是提高牙冠美学性能的关键。

使用 No.330 或 No.245 车针预备窗口近远中，尽量减小金属暴露范围。金属暴露会导致牙冠邻面几乎没有固位力。使用同样的车针预备窗口龈侧至龈缘水平。使用 No.699 车针在龈缘处预备 1 mm 深的固位道。窗口预备完成后，进一步将切端倒凹区和窗口近远中 1 mm 距离内的黏固剂移除，以保证窗口有足够的深度，防止树脂固化后透射牙齿结构或剩余的水门汀的颜色。

填装复合树脂

对预备好的窗口区域牙体组织进行酸蚀、冲洗、干燥后，涂布黏固剂，进行光固化。使用注射器注入选定的复合树脂。首先填充龈端固位道及邻面，然后填充切端倒凹区及其他邻面，最终填充窗口的中央部分。这种方法可确保整个固位区均被复合树脂充填。使用 No.722G 车针修整颈部树脂形态，其可很好地勾勒出窗口边缘，建立良好的唇面轮廓。用镊子将成型片置于龈下 1 mm 处，用手指轻轻地按压牙冠，直到所有边缘都接触到成型片，保持该位置不变，直到复合树脂固化。

精修、抛光

待复合树脂固化后，去除成型片，用 No.699 车针钻将多余的树脂从边缘处去除。无须其他精修或抛光处理。

乳磨牙 SSC 复合树脂贴面技术

牙体预备和 SSC 的放置同前所述。

不同之处：SSC 黏固后，在 SSC 颊侧开窗放置复合树脂；在颊面龈缘保留尽量窄的金属边缘。

选择复合树脂色号后，对牙齿表面进行酸蚀、冲洗、干燥、涂布黏固剂、分层充填树脂、光固化成型、调磨、抛光，形成贴面 SSC（图 3-33）。

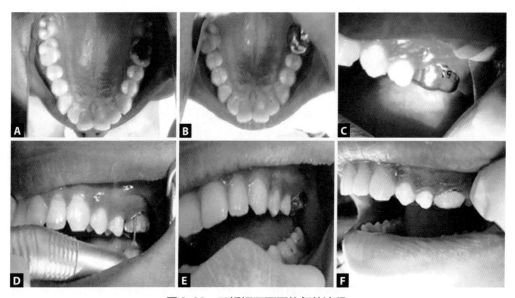

图 3-33　不锈钢开面冠修复的流程

优点

· 便宜。

· 持久。

· 操作简单。

· 牙齿可适性好。

· 美观。

缺点

· 隔离术区和出血控制困难。

· 操作过程中血液和唾液污染难以避免。

· 占椅时间长。

· 美观性一般。

· 在牙冠的龈缘处有金属暴露。

魏登费尔德（Weidenfeld）等（1995）的临床研究显示，使用椅旁贴面技术可以成功修复严重受损的乳前牙，贴面固位好、强度适合、牙龈轮廓美观可以成功。

哈特曼（1983）评估了一种可与 SSC 结合的新型复合树脂：对 100 名患者使用 SSC 进行乳牙修复，然后用牙色树脂在 SSC 颊面贴面修复。他先用金刚石粗化牙冠唇颊面，然后均匀地进行洞衬，使用遮色剂和黏结剂后涂布薄薄一层树脂，光固化 20 s。这种贴面技术的成功率变异较大。1 年后，只有 1/3 病例的复合树脂是完全完整的；遮色剂的稳定性会在较短时间内下降；患者的刷牙方式很大程度上影响了树脂贴面的存留。

魏登费尔德等（1994）评估了使用复合树脂做前牙贴面 SSC 的美学效果：对牙冠的美学面使用 50 μm 的氧化铝颗粒喷砂 2～4 s 后，涂布一薄层的树脂黏结剂，再涂布一薄层光固化窝沟封闭剂固化 20 s，然后涂布光固化复合树脂并固化 40 s。该研究对 10 个复合树脂与喷砂 SSC 黏固样本进行了测试，以每分钟 1 mm 的速度施加切应力来测试树脂与牙冠的黏固强度，直至树脂与金属界面的黏结失败。试验结果表明，该方法的平均剪切黏固强度为 24.4 MPa。结果表明，该方法具有良好的美观性和较强的黏固力。

参考文献

[1]　AI-SHALA T A, TILL M J, FEIGA R J. Composit bonding to stainless steel metal using different bonding agents. Pediatric Dentistry.1997, 19（04）:273-276.

[2]　WAGGONER W F. Restoring anterior teeth. Pediatric Dentistry. 2002, 24（05）:511-516.

[3]　WIEDENFELD K R, DRAUGH R A, GOLTRA S E. Chairside veneering of composite resin to anterior stainless steel crowns: another look. ASDC J Dentistry Child. 1995, 62（04）:270-273.

树脂冠/复合冠

前牙透明冠与后牙透明冠

简介

乳前牙的存留对于儿童的咀嚼、发音、防止异常吞咽及美观来说非常重要。选择美观、耐磨、固位力强的材料修复龋坏严重的乳前牙非常具有挑战性。目前全冠修复方法主要有透明冠修复、不锈钢金属冠修复及不锈钢贴面金属冠修复等。开面不锈钢金属冠是一种妥协性美学修复方法。前牙透明冠在牙体预备恰当的情况下具有良好的美观性。前牙透明冠适用于修复折断的或多面龋损的前牙。这种牙冠修复技术有很强的技术敏感性，临床耗时较长。因操作时间较长，故透明冠很难用于低龄的、配合度差的患儿，除非对患儿实施全身麻醉。对于配合的患儿，透明冠操作的时间与 SSC 或聚碳酸酯冠的用时相近。

透明冠是一种用复合树脂充填的牙冠外壳。透明冠修复是一种较为流行的前牙修复方式；相较于其他形式的前牙修复形式，其美学性能更优良。透明冠是前牙龋坏最理想的美学修复方法：其美观性好，即便树脂脱落或折断，对其修复也较为简单，因此，透明冠修复是许多临床医生的首选。然而，透明冠修复的技术敏感性较高。透明冠的固位依赖于树脂和牙本质/牙釉质的黏接力。因此，牙体结构不足、隔湿不佳或出血都会导致透明冠固位不良。去除龋损后需要有足够的牙体结构，以确保有足够的面积来进行黏固。

与其他前牙全覆盖修复方式相比，透明冠修复不耐磨损且更易折断。塔特（Tate）等（2002）统计发现，透明冠修复的失败率为51%，而 SSC 的失败率为8%。树脂修复体比不锈钢牙冠薄弱得多，牙冠的边、角都更容易折断。

透明冠酸蚀黏固后封闭了剩余的牙体组织，可防止酸的侵蚀和继发龋损的发生。将牙体预备成特定的尺寸，然后将牙冠小心地在预备好的牙体上就位。牙冠修复的成功率取决于放置牙冠的剩余组织量。如果儿童跌倒导致透明冠修复牙齿受损，则存在牙冠断裂或形成脓肿的风险。因此，对前牙透明冠修复后需要进行预防性保护及定期口腔检查。

　　莫戈利斯（Morgolis，2002）二十多年来对数百名儿童进行了透明冠修复，认为透明冠修复技术是一种相对简单的技术，操作时间短、美学效果良好。兰姆（Ram，2006）和福克斯（Fuks，2006）两年的随访研究显示，透明冠修复是一种令人满意的低龄儿童龋损的修复方法，它美观且成功率很高。但透明冠修复在高龋齿风险儿童的 3 个及 3 个以上牙面龋损的牙齿中固位较差。库皮茨基（Kupietzky，2002）指出，透明冠可能是临床医生修复发生严重龋坏乳切牙的方法中最美观的一种。

　　库皮茨基等（2003）对 40 个儿童的 112 个透明冠的照片、影像片和临床检查进行了回顾性研究，结果显示牙冠丢失率为 0，牙冠折裂率为 12%；其中有 1 颗牙出现了牙髓坏死的症状，在对其进行牙髓摘除术后，与邻牙相比其牙色明显较暗。他的研究还显示，在 18 个月的回顾性研究中，透明冠的保留率为 88%。他认为，透明冠修复的美观性非常好；家长对透明冠非常满意。

　　库皮茨基和瓦格纳（Waggoner，2004）评估了家长对 112 个透明冠的满意度，并与其临床评价和成功率进行了比较。研究中他们对家长的牙冠满意度进行了问卷调查。尽管结果表明，牙冠的颜色、尺寸和总体外观不尽如人意，但全部家长还是表示非常满意；不过在透明冠修复的耐用性方面，家长的满意度下降。结论显示，家长的满意度最容易被透明冠的使用寿命影响，比外表、颜色的满意度影响更大。库皮茨基等（2005）发现，透明冠修复 3 年后，存留率达 80%，部分脱落率为 20%，没有完全脱落病例。

　　金（2004）观察到了类似的透明冠保留率；采用 "Ω" 形不锈钢丝根管桩修复 18 个月后，保留率达到 80%。兰姆和福克斯（2006）在其 24～74 个月的随访研究中也报告了 80% 的透明冠保留率。不同学者的研究显示，透明冠的保留率在 50%～100%。塔特等（2002）的研究显示，对全身麻醉情况下治疗的患儿来说，与 SSC 的失败率（8%）相比，复合树脂（30%）和透明冠（51%）的失败率非常高。

商业产品

3M ESPE 儿童透明冠

透明冠简化了儿童乳前牙的树脂修复操作。修整透明冠后填充修复材料，使修复材料自动形成与自然牙列相匹配的牙齿外形。透明冠易去除，修复体表面光滑，适合用化学和光固化复合材料。

透明冠的特征

- 邻面壁薄。
- 填充的修复材料自动成型，且解剖结构接近自然形态。
- 每个透明冠都有附加标签，易于识别。
- 有足够的强度，便于操作。

商品特性

3M ESPE 儿童透明冠有 16 种牙冠尺寸可供选择。表 3-8 和表 3-9 提供了透明冠参数及尺寸。可使用订单表（可参考第 6 章）订购透明冠。

套装

基础套装 915100：包括 60 个上颌乳中切牙牙冠，60 个上颌乳侧切牙牙冠。

承纳盒：PS-000。

表 3-8　透明冠（前牙透明冠和后牙透明冠）	
颜色 / 色号	透明
前牙 / 后牙	前牙和后牙
数量	120 个
产品简介	预成冠
特点	理想的牙齿形态，透明度高和贴合牙齿

表 3-9　前牙透明冠的尺寸		
牙位	尺寸型号	近远中径 / mm
上中切牙	8	6.0 ～ 8.1
上侧切牙	8	4.3 ～ 6.7

适应证

· 乳前牙邻面龋损、广泛龋损或多面龋损。

· 乳前牙牙髓治疗后。

· 乳前牙折断后修复。

· 乳切牙发育缺陷、釉质发育不全。

· 乳切牙变色。

· 乳切牙先天畸形。

禁忌证

· 剩余牙体结构不足以固位。

· 深覆𬌗。

· 夜磨牙。

· 有牙周疾病。

优点

· 家长 / 儿童满意。

· 理想的牙齿外形重建。

· 易于试戴及修剪。

· 牙冠摘除简便。

· 与天然牙列协调。

· 修复体表面光亮。

· 树脂遮色层便于选择。

· 美学性能优良。

· 易于光固化。

· 纤薄且透光性好。

· 可供选择的尺寸丰富。

· 修复简单。

· 经济实惠。

· 美观性好。

· 较树脂冠存留时间长。

· 功能恢复好，允许咬合磨损。

- 牙体预备量少。
- 修复材料自动形成与自然牙列匹配的外形。
- 透明冠易剥脱，且修复体表面平滑。
- 邻面修复体薄。
- 有足够的强度，便于操作。
- 适用于化学固化和光固化复合材料。

缺点

- 隔湿不彻底或血液污染会影响树脂黏结。
- 低龄患儿及不配合患儿耗时长。
- 需要足够多的牙体组织。
- 技术敏感性高。
- 耐用性不如 SSC、不锈钢开面冠、PVSSC 或聚碳酸酯冠。
- 对有磨牙习惯或深覆𬌗的患儿不建议使用。
- 对不配合的患儿来说隔湿困难。
- 有牙冠折裂或脱落的可能。
- 透明冠修复技术是一种大块树脂直接修复技术，可能会导致术后敏感。
- 因为树脂光固化的深度仅限于 2 mm，所以大量材料填充可能会导致不完全聚合。
- 只有在修复完成后去除透明冠，才能检查咬合。
- 占椅时间长。

所需器械材料

- 锥状车针、倒锥状车针。
- 弯冠剪。
- 探针。
- 牙线。
- 橡皮障。
- 复合树脂。

术前评估

- 检查切牙咬合关系。

- 检查剩余牙体组织。
- 如果剩余牙体组织较少，则应考虑先制备桩 / 核，再进行透明冠修复。
- 评估患儿的配合度，对不合作的患儿应在镇静或全身麻醉的情况下行透明冠修复。

牙冠放置的流程

牙冠的选择

每个牙位透明冠有 1 ~ 6 号这 6 种尺寸（图 3-34A）可供选择。

- 依据患牙的近远中径选择相同近远中径的乳牙透明冠（Unitek、3M、St Paul、MN Nowak、Nowak Dental Supplies Inc Carrier、MS）。将透明冠的切缘贴合于待修复牙齿的切缘，以确定近、远中距离；或者使用游标卡尺测量需要修复的切牙近远中径，然后挑选尺寸匹配的透明冠。

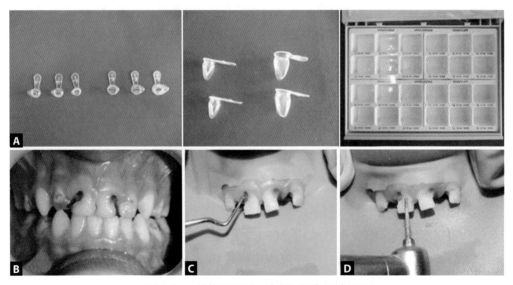

图 3-34　选择透明冠，去龋，预备牙齿唇面

树脂色号的选择

在自然光下利用比色板挑选复合树脂的色号，选择儿童色号可以获得更好的美学效果。

橡皮障的放置

放置并结扎橡皮障。两种最常用的前牙隔离技术是单牙隔离法和劈障法。

单牙隔离法

单牙隔离法的优点是能够更好地分离牙龈组织且隔湿效果较好。将橡皮障布拉伸到橡皮障架上并在橡皮障布上打适当数量的孔，将牙齿穿过预制孔洞，这样就形成了橡皮障。

劈障法（库兹基，2002）

有些学者不建议使用牙线结扎分离牙龈组织并固定橡皮障，原因在于牙线结扎可能引起儿童牙龈出血和不适，还会妨碍橡皮障布的快速去除。另外，复合树脂固化后，位于固化树脂下的牙线难以去除。因此，建议使用劈障法。

劈障法的优点是橡皮障放置及去除快捷，不影响透明冠的放置、精修及抛光；缺点是仅能提供中等程度的隔湿。将橡皮障布拉伸放置到橡皮障架上，打两个相距 1 ～ 2 mm 的大孔，将中间的连接部分用剪刀剪断，形成一个大孔。将该孔放置在患牙周围，用木楔或一小片橡皮障布固定。这种方法通常用于多个牙齿的透明冠修复。建议仅在去龋和腭侧面修复时使用橡皮障，然后去除橡皮障（图 3-34B）。将透明冠从腭侧移除，以免刮伤唇面。唇面及龈缘基本不需要修整，如有必要，则应使用抛光轮抛光。

牙体预备

透明冠病例 1：

- 局部麻醉术区。
- 使用锥状金刚砂车针预备牙齿邻面 0.5 ～ 1 mm，颈备后的牙齿邻面保持平行且牙颈部呈刃状边缘；牙体预备要求与 SSC 的相同（图 3-35A）。邻面的预备应使预成冠顺利就位且与牙体组织紧密贴合。
- 使用细锥状金刚砂车针（No.169 L）预备切端 1 ～ 1.5 mm（图 3-35B）。
- 唇面预备至少 1 mm，舌面预备至少 0.5 mm（图 3-34D 和图 3-35C），颈部呈刃状边缘。修整所有线角，使其变得圆润。
- 用 No.35 倒锥状车针或 No.330 车针在唇面的龈缘制备小倒凹区，形成机械锁结，使复合树脂更好地固位（图 3-35D）。
- 如果之前牙体预备不充分的话，则可以再次进行牙体预备，以便于预成冠的就位。
- 尽量减少釉质的预备量。这是因为修复体的固位力取决于可酸蚀的釉质的表面积和质量。

· 用挖匙或球钻去净残余的龋损组织。去腐后形成的倒凹有助于修复材料的固位。去腐可以在牙体预备前或牙体预备后进行（图 3-34C）。

· 进行必要的牙髓治疗。

· 如有黑色静止龋损，则建议用遮色剂覆盖黑色区域（Paint-On-Color，White opaque，Coltene whaledent，NJ）。否则，由于树脂复合材料的透光性，会透射出修复体下方的深色。

透明冠就位

· 选定透明冠，修剪颈缘多余的部分（图 3-35F）。

· 预备牙体，试戴透明冠。透明冠就位后颈缘应达到龈缘下 1 mm，且与相邻牙齿的高度相当（图 3-35G、H）。

· 应注意透明冠就位后，上颌侧切牙的长度应比中切牙短 0.5 ～ 1 mm。

· 在透明冠的切缘或腭面上用锋利的探针扎一个小孔，以便于透明冠就位时多余的复合材料能够从此处流出（图 3-35E）。

· 吹干牙体组织，在牙本质上放置护髓材料，然后进行酸蚀。

· 用酸蚀剂酸蚀牙体 15 ～ 20 s 后冲洗。隔湿干燥，涂布黏固剂并固化（图 3-35J、K）。

· 可用于填充透明冠的复合材料包括复合树脂、复合体（少量）、流动树脂或组合使用高强度的前 / 后牙复合树脂。

· 用合适色号的复合树脂填充透明冠 2/3 的容积（图 3-35I），将透明冠就位并检查透明冠的位置是否合适。应使多余的材料从牙龈边缘和小孔处流出。用探针移除龈缘处多余的复合材料（图 3-35M）。

· 分别从唇面、舌面光固化透明冠中的复合材料（图 3-35L）。

· 固化后，用抛光车针或弧形手术刀片从牙冠腭面切开，用探针从牙齿上将透明冠剥离（图 3-35N）。注意从腭面移除透明冠，以免出现唇面划痕。

· 拆下橡皮障，检查咬合（图 3-35O）。

· 对唇面及颈部一般不需要修整，如有必要，则可使用抛光盘抛光。

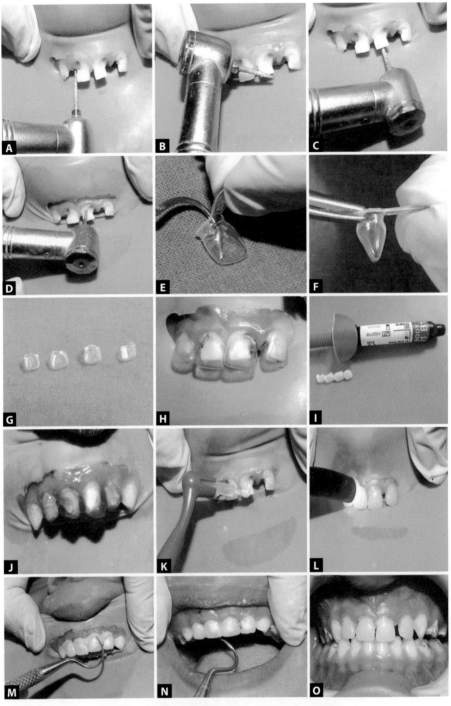

图 3-35　透明冠修复的流程（透明冠修复病例 1）

　　后牙透明冠：图 3-36 ～图 3-38 显示的是 2 号、3 号和 4 号透明冠。牙齿预备体类似于 SSC 修复。后牙透明冠的放置和准备类似于前牙透明冠的。图 3-39 为商用前牙透明冠和后牙透明冠。

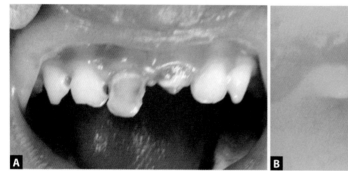
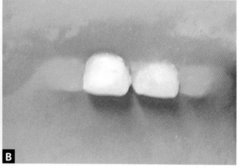

图 3-36　透明冠修复病例 2

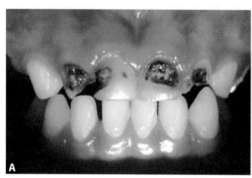
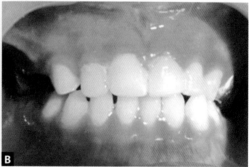

图 3-37　透明冠修复病例 3

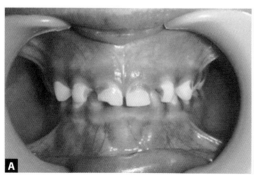
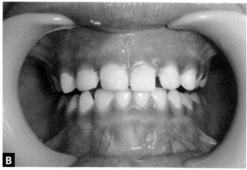

图 3-38　透明冠修复病例 4

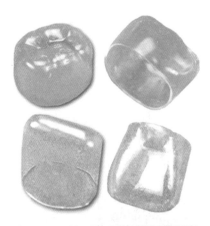

图 3-39　前牙透明冠和后牙透明冠

树脂壳冠

树脂壳冠是使用复合树脂间接制备的牙冠。

优点

- 占椅时间短。
- 临床操作不需要修剪或缩颈。
- 由技工室制作，不需要临床调整牙冠。
- 与透明冠相比，技术敏感性低、隔湿要求低。
- 术后牙齿敏感率低。

缺点

- 需两次就诊。
- 需要技工室制作。

树脂壳冠的制备和修复步骤

- 用挖匙去净龋坏组织（图 3-40A）。
- 在自然光下使用维塔（Vita）比色板选择复合树脂色号。

- 取上、下颌印模，用石膏灌模。模型硬固后，涂布双层分离剂，形成牙冠黏固时水门汀样空间间隔。
- 在上颌模型行树脂修复，与下颌模型做咬合调整，光固化后形成树脂壳冠。
- 树脂壳冠固化后，使用下颌模型检查咬合关系，并对树脂壳冠精修、抛光。
- 使用硅胶定位器固定树脂壳冠，以便于在口内黏固树脂壳冠时确定牙冠位置，然后在模型上取下树脂壳冠。
- 硅橡胶定位器应覆盖患牙近、远中至少 1 个牙齿，腭侧应覆盖腭隆突和硬腭皱褶区，唇侧应覆盖唇面切缘 1/3（图 3-40B）。
- 硅橡胶定位器制备好后，在口内试戴硅橡胶定位器（图 3-40C）。将树脂壳冠小心地从模型上取下。
- 清洁并干燥牙齿、酸蚀、涂布黏固剂并光固化。
- 在树脂壳冠内填充双固化树脂，使用硅橡胶定位器将树脂壳冠转移至口内，对唇侧和舌侧光固化。取出硅橡胶定位器，检查牙齿位置和咬合关系（图 3-40D）。因为牙冠已经在技工室完成，所以牙冠黏固后不需要再处理牙冠。

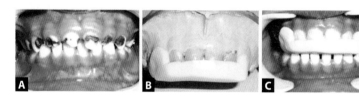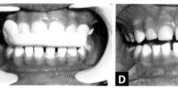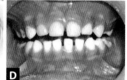

图 3-40　树脂壳冠的修复流程
来源：默西（Murthy）等（2013，JAOR）。

新千禧冠

新千禧冠（图 3-41）的外形与儿童甲壳冠、透明冠的相似，这种牙冠在技工室由增强型复合树脂制成，可以黏固到牙齿上。牙冠部分可用树脂材料充填并黏结到牙齿上。如果牙体预备不充分，则新千禧冠会非常脆弱，容易破裂或折断。为了保证修复成功，需要该牙冠有足够的黏结面积、

图 3-41　新千禧冠

隔湿彻底、避免血液污染。目前还没有关于新千禧冠的长期研究。

制造商

Success、Essentials、Space maintainers laboratory.

商品特性

- 基础套装：24 个前牙冠；12 个后牙冠。
- 补充套装：前牙单冠；后牙单冠。

优点

- 美观性极佳。
- 可以通过高速车针钻头修整和重新塑型。

缺点

- 与透明冠、儿童甲壳冠相比，新千禧冠价格昂贵。
- 牙冠脆弱。
- 需充分隔湿。

玻璃离子冠

玻璃离子冠由玻璃离子与透明冠结合制作。较复合树脂而言，玻璃离子冠的一个明显优势是可以长时间释放氟离子。除了玻璃离子冠需要用玻璃离子水门汀（光固化或双固化）填充而非复合树脂填充外，其牙体预备和牙冠制备的过程与透明冠的相同。

优点

- 良好的抗菌特性，得益于玻璃离子水门汀的氟化物释放性能。
- 良好的牙体组织相容性，得益于玻璃离子水门汀的化学结合性能。
- 修复过程可在单次诊疗过程中完成。

缺点

· 强度不足。

参考文献

[1] KUPIETZKY, WAGGONER W F, GALEA J. The clinical and radiographic success of bonded resin composite strip crowns for primary incisors. Pediatric Dentistry. 2003, 25（06）:577-581.

[2] KUPIETZKY A, WAGGONER W F. Parental satisfaction with bonded resin composit strip crowns for primary incisors. Pediatric Dentistry. 2004, 26（04）:33-37.

[3] KUPIETZKY A. Bonded resin composite strip crowns for primary incisors: clinical tips for a successful outcome. Pediatric Dentistry. 2002, 24（02）:145-148.

[4] KUPIETZY A, WAGGONER W F, GALEA J. Long-term photographic and radiographic assessment of bonded resin composite strip crowns for primary incisors: Results after 3 years. Pediatric Dentistry. 2005, 27（03）:221-225.

[5] MARGOLIS F S. The sandwich technique and strip crowns: an esthetic restoration for primary incisors. Compend Contin Educ Dentistry. 2002, 23（12）:1165-1170.

[6] MURTHY P S, DESHMUKH S. Indirect composite shell crown: An esthetic restorative option for mutilated primary anterior teeth. Journal of Advanced Oral Research. 2013, 4（01）:1-4.

[7] RAM D, FUKS A B. Clinical performance of resinbonded composite strip crowns in primary incisors: a retrospective study. Int J Pediatric Dentistry. 2006, 16(01):49-54.

[8] SAHANA S, VASA A A K, SKHAR R. Esthetic crowns for primary teeth: a review. Annals and Essences of Dentistry. 2010, 2（02）:87-93.

[9] STEVEN SCHWARTZ. Full Coverage Aesthetic Restoration of Anterior Primary Teeth. http://www.dentalcare.com/en-US/dental-education/continuingeducation/ce379/ce379.aspx?ModuleName=coursecontentandPartID=6andSectionID=-1.

[10] TATE A R, NG M W, NEEDLEMAN H L, et al. Failure rates of restorative procedures following dental rehabilitation under general anesthesia. Pediatric Dentistry. 2002, 24（01）:69-71.

[11] WAGGONER WF. Restoring primary anterior teeth. Pediatric Dentistry. 2002 24（05）:511-516.

聚碳酸酯冠

· Kudos 冠。
· 艺术玻璃冠。
· 儿童甲壳冠。
· 儿童自然冠。

制造商

· 3M ESPE.
· Direct dental products.
· Sweedish dental supplies Lab（SWE Den）.
· PedoNatural crowns，Valencia CA.
· Crest Oral-B.

3M ESPE 碳酸酯冠

3M ESPE 聚碳酸酯冠有 60 个型号可供选择。聚碳酸酯冠针对切牙、尖牙和双尖牙（表 3-10 和图 3-42）都有不同的尺寸可供选择。聚碳酸酯冠可通过订单表订购（可参考第 6 章）。

牙位	尺寸	参数 / mm
上颌中切牙	7	7.7 ～ 10.1
上颌侧切牙	6	5.8 ～ 7.6
下颌切牙	10	4.9 ～ 6.3
尖牙	7	7.5 ～ 9.0
双尖牙	10	6.2 ～ 7.5

表 3-10　聚碳酸酯冠

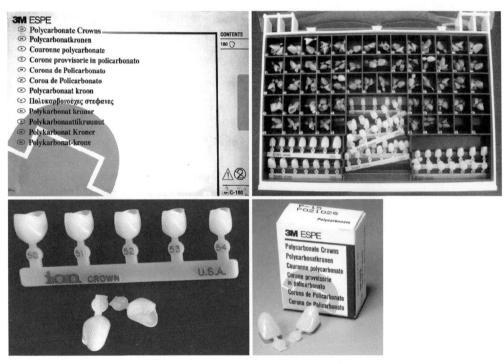

图 3-42　聚碳酸酯冠套装和补充装

套装

基础套装 C-180：包括 180 个冠。

补充套装：C-000。

聚碳酸酯是芳香族线性聚酯碳酸化合物，具有很高的强度和硬度。聚碳酸酯冠是热塑成型丙烯酸树脂壳冠，主要通过填充自固化丙烯酸树脂来修复牙齿。这种牙冠较 SSC 更美观, 在 20 世纪 70 年代非常流行。聚碳酸酯冠是中空的, 壁厚约 0.3 mm, 有两种色号 (深色和浅色) 可供选择。该冠耐磨性较差, 咬合面易磨损, 牙冠易折断或移位。随着透明冠的出现, 该冠已不再流行。20 世纪 90 年代, 新的制造技术的出现使聚碳酸酯冠更薄、柔韧性更好, 展现出了更强的修复性能。

商品特性

· 对于前牙及后牙有不同型号备选。

· 适用于上、下颌牙齿, 左、右侧牙齿, 以及切牙至前磨牙。

· 用于磨牙的聚碳酸酯冠是单独包装的。因为牙齿尺寸和形状的变异较大, 所以其使用较为困难。

· 聚碳酸酯冠被广泛用作临时冠的几个原因: ① 牙冠强度和弹性好, 修整简便; ② 牙冠与填充的自固化丙烯酸树脂可以发生化学结合, 但不能像金属冠一样弯曲和拉伸; ③ 具有几乎完美的黏固性能; ④ 牙冠的任何部分 (包括切缘) 可以添加丙烯酸树脂进行塑型、修整。

商品化的聚碳酸酯冠与牙齿的标准轮廓外形一致, 并可提供绝大多数牙齿尺寸。虽然制造商没有提供所有聚碳酸酯冠尺寸, 但目前已知牙冠的近远中径是按 0.5 mm 的梯度变化的。如果切牙冠按近远中径匹配已预备牙体, 则一般唇舌径会过宽, 此时可通过在聚碳酸酯冠内衬树脂的方法确保牙冠有良好的边缘密合性。自固化丙烯酸可与聚碳酸酯冠发生化学结合。双丙烯酸复合材料或其他复合材料需要通过聚碳酸酯冠的粗糙内表面实现机械固位。

优点

· 聚碳酸酯冠由聚碳酸酯树脂和显微玻璃纤维组成, 具有良好的持久性和强度, 可用钳子塑型牙冠。

· 其成型和修剪的方法类似于 SSC 的。

· 美观。

· 有良好的解剖形态。

· 美学性能优良; 采用半透明遮色材料, 可通过衬里材料调整色调。

· 牙冠表面光滑, 可避免菌斑堆积。

· 对于切牙、尖牙及前磨牙有多种尺寸备选。

适应证

· 大范围龋坏的上颌乳切牙。
· 畸形牙。
· 折断牙。
· 变色的牙齿。
· 牙髓治疗后的牙齿。

禁忌证

· 磨牙症。
· 牙齿修复间隙不足。
· 前牙拥挤。
· 牙齿过度磨耗。
· 深覆𬌗。
· 前牙磨耗。

后牙聚碳酸酯冠的修复步骤（图 3-43）

· 选择牙冠：选择与预备好的牙齿匹配的聚碳酸酯冠。修剪聚碳酸酯冠的颈缘，直到咬合面与邻牙持平。如果牙冠过小，则需调整牙冠内径才可就位。如果牙冠过大、近远中径过大，则牙冠也不能就位。可用游标卡尺测量待修复牙齿的近远中径，选择合适尺寸的聚碳酸酯冠，或者通过测量患者的诊断模型来选择尺寸合适的聚碳酸酯冠。

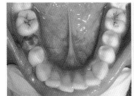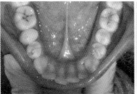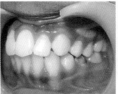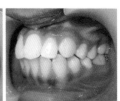

图 3-43　后牙聚碳酸酯冠修复

- 牙冠的调整：将选定的聚碳酸酯冠在预备好的牙齿上就位，修剪牙冠颈缘，使其完全就位，保证牙齿咬合平面与牙弓咬合平面匹配。

使用丙烯酸绿色或白色磨头，调磨牙冠龈缘；保证牙冠颊面和舌面轴壁向龈方延伸，使牙冠长度较邻面牙冠略短。

微调聚碳酸酯冠的内表面，使其完全就位。

反复试戴牙冠，检查牙冠颈缘密合度和龈缘轮廓。

修剪牙冠颈缘，直到牙齿咬合面与邻牙咬合面一致。如果邻面接触未建立，则可以将丙烯酸添加到牙冠邻面，以建立邻面接触。确保聚碳酸酯冠的颈缘覆盖牙齿预备的终止线。

在调整聚碳酸酯冠时，将冠柄放到牙齿颊尖方向有助于牙冠试戴和取下牙冠。聚碳酸酯冠调整完成后再移除冠柄。

- 牙冠黏固：调拌丙烯酸树脂，将其置于聚碳酸酯冠中，将牙冠在预备好的牙齿上就位。将丙烯酸树脂填充在预备好的牙齿与牙冠之间，当树脂固化后，从牙冠颈缘去除多余的树脂并检查咬合关系。牙冠就位的成功的关键在于聚碳酸酯冠的修剪和塑形以及丙烯酸树脂的充填。

Direct Dental 公司生产各种类型的聚碳酸酯冠，包括前牙和后牙的半透明和不透明聚碳酸酯冠。每个象限牙齿都有几种尺寸可供选择。该公司声称，遵从使用指南，聚碳酸酯冠易于操作、选择和使用。聚碳酸酯冠质地硬，在口腔中有一定弹性，可避免牙冠调整时的破损风险。该公司使用通用编码系统进行牙冠的编码。

传统树脂冠

传统树脂冠为牙色，由临床医生制作。传统树脂冠在患者口腔印模上制作而成，牙冠的贴合度和外形优于其他任何类型的临时牙冠。该牙冠适用于任何牙齿且美观、舒适；缺点是操作耗时较长。选择传统树脂冠的因素包括需要修复牙齿的牙位、患者的美观要求及作为临时性牙冠的使用时间。常用的树脂材料由聚合物（粉末）和单体（液体）混合形成。临时树脂材料主要分为以下五大类：

- 甲基丙烯酸甲酯。
- 甲基丙烯酸乙酯。

· 甲基丙烯酸乙烯乙酯。

· 环亚胺。

· 复合树脂。

Kudos 冠

Kudos 冠（儿童暂时冠）是新一代聚碳酸酯冠，易于操作，可大大缩短占椅时间，同时克服了目前为止所有报告中有关牙冠就位和固定的难点。Kudos 冠美观，患者接受度高。图 3-44 为商用 Kudos 冠。图 3-45 展示了 Kudos 冠的预备前和就位后情况。

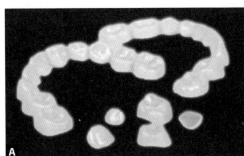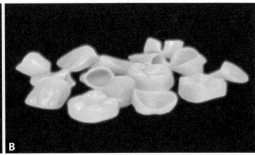

图 3-44　商用 Kudos 冠

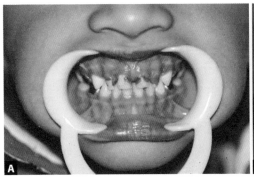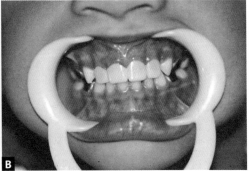

图 3-45　Kudos 冠的预备和就位情况

优点

- 美观。
- 占椅时间短。
- 固位好。
- 有弹性。
- 接受度高。

缺点

- 有破裂的可能。
- 易脱落。
- 易变色。

商品特性

Kudos 冠由香港 Kudos International Holding Limited 公司生产。

其套装包括以下内容。

- 1F/F 常规尺寸临时冠 C 冠和 B 冠。
- 1F/F 大尺寸临时冠 C 冠和 B 冠。
- 20 个常规尺寸单冠，每个尺寸有 5 个牙冠。
- 20 个大尺寸单冠，每个尺寸有 5 个牙冠。
- 有 A2、A3、C3 3 种牙色备选。
- 每包有 200 个儿童冠 + 4 个临时 C 冠 + 4 个临时冠 B 冠。

冠修复技术

- 初步检查后，选择近远中径合适的牙冠。
- 试戴牙冠，检查牙冠是否合适，检查边缘密合性、覆盖完整性和近远中径。
- 使用冠剪、车针或磨头进行修整。注意检查牙冠就位后的颈缘情况。
- 最终试戴后，使用自固化丙烯酸材料重衬牙冠，将牙冠就位；在材料开始固化后取下牙冠。重衬是为了使自固化丙烯酸材料与聚碳酸酯冠发生化学结合。

· 材料完全固化后，精修牙冠颈缘，使用复合树脂或水门汀黏固牙冠。

· 牙冠非常坚硬，可作为临时冠使用几个月。

科佩尔（Kopel）等（1976）的研究认为：① 与直接使用复合树脂修复乳前牙相比，聚碳酸酯冠修复的牙齿外形与自然牙的相似，但固位力（以磅 / 平方英寸 psi 为单位测量）强；② 用作黏固剂的聚甲基丙烯酸酯树脂有很好的性能，这可能是由其可与聚碳酸酯丙烯酸发生化学结合及其成膜厚度决定的；③ 低黏度复合树脂成膜厚度薄、抗压缩和抗拉伸强度高、固位力强，较无填充料的树脂水溶性更低；④ 不推荐使用聚羧酸水门汀、磷酸锌水门汀和加强型氧化锌丁香油酚水门汀黏固聚碳酸酯冠；⑤ 将龋坏乳前预备完成后，如剩余的牙体组织有一定固位基础，则可在预备好的牙体组织上制作复合树脂冠。

儿童自然冠

儿童自然冠是一种聚碳酸酯冠，但与之前在儿童牙科中使用的其他任何类型的聚碳酸酯冠不同，儿童自然冠冠壁极薄，同时具备自然的解剖形态、弹性好、易就位、坚固、耐用，而且牙冠的形态可以自动调整。

自 1997 年以来，用于制作儿童自然冠的聚碳酸酯在临床一直在使用。该材料最初用于恒牙列冠桥修复和临时夹板，后用于儿童。儿童自然冠成功经过 3 年临床试验并投入临床使用。

儿童自然冠为临床医生提供了一种优良的透明冠或不锈钢贴面冠的美学替代品。该牙冠可用于拥挤牙列以及Ⅲ类错𬌗的修复。自黏固树脂水门汀有多种色号。在儿童自然冠的前面牙牙冠中，以半透明色调最佳；后牙牙冠的 A-1 遮色效果最好。

儿童自然冠较 SSC 和贴面冠的优点是在牙列近远中间隙丧失的情况下能够轻松就位。与 SSC 不同，儿童自然冠的弹性使其操作更简单。如果咬合正常，则儿童自然冠断裂的概率极低。当患者使用后牙咬合时，修复后的前牙仅有极少量的牙齿接触。

儿童自然冠的 3 种组分

· 超薄聚碳酸酯冠。

· 丙烯酸填充材料。

· 玻璃离子水门汀。

商品特性（图 3-46）

· 适用于乳前牙和乳后牙。

· 可自动恢复乳牙的解剖形态。

· 每个后牙有 5 个型号，上颌中切牙有 3 个型号，上颌侧切牙及尖牙各有 2 个型号。

· 补充装为儿童自然冠单个包装。

优点

· 较透明冠耐用。

· 为预贴面冠。

· 避免了酸蚀和黏固过程中由隔湿不足导致的污染。

· 较其他美学冠修复操作简便。

· 不需要使用大块树脂或不锈钢预贴面冠，这些牙冠难以就位且易碎。

· 与透明冠相比，儿童自然冠技术敏感性更低，因为儿童自然冠使用自黏固树脂水门汀黏固，而非使用黏结剂黏结。

· 耗时与 SSC、透明冠和预贴面冠相当，比不锈钢开面冠耗时短。

· 性价比高。

· 边缘密合性好。

· 固位性好。

· 拉伸强度高。

· 可自动调整。

· 可缩颈。

· 解剖学外形和尺寸合适。

- 有弹性。
- 易于就位。
- 坚固耐用。
- 颈缘密合度高。
- 固位力强。
- 抗张力强。

缺点

- 不推荐重度磨牙症患者使用。
- 牙齿预备量较大。

牙体预备

与 SSC 相比，儿童自然冠的牙体预备量更大，且颊侧和舌侧牙体组织也需要预备。

- 采用局部麻醉。
- 使用橡皮障隔离。
- 选择合适尺寸的牙冠。
- 先从切端或𬌗面开始预备至少 2 mm，邻面片切打开邻接区，为牙冠的就位创造足够的间隙。去除剩余的龋损组织；如有必要，则进行牙髓处理。唇面预备至少 2 mm，并将边缘预备至龈下。

试冠

- 测量牙齿近远中径，选择合适的牙冠，剪掉牙冠标签，使用慢速手机修整牙冠。
- 试戴牙冠，标记并修剪多余部分（图 3-46 A、B）。
- 缩颈并检查牙冠的密合度。当后牙牙冠完全就位后，牙冠的𬌗平面应低于咬合面。对前牙可用手指加力使牙冠就位。使用取冠器从牙齿上取下牙冠，避免损伤牙冠颈缘。注意避免牙冠过高导致咬合干扰。
- 儿童自然冠可以在椅旁通过用丙烯酸混合材料填充牙冠，该材料在固化过程中可与牙冠完全贴合。任何市售的自黏固型树脂水门汀都可用于牙冠黏固，

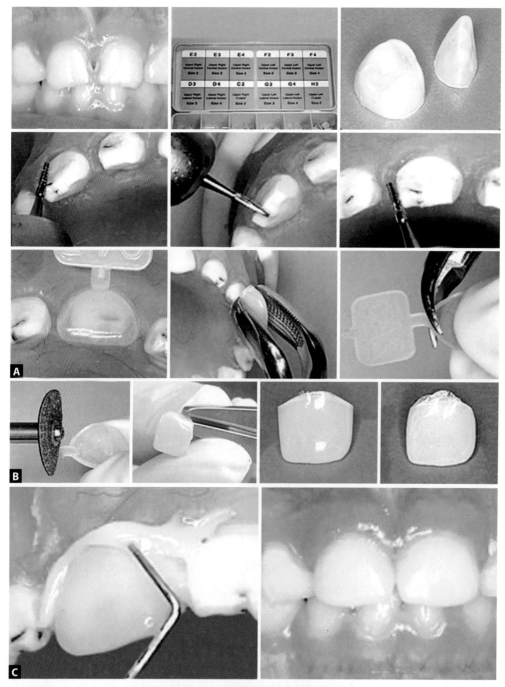

图 3-46　儿童自然冠的修复流程
来源：斯蒂芬·施瓦茨（Steven Schwartz）。

如 3M 公司的 Relyx Unicem、Dentsply 公司的 Smartcem、GC 公司的 GC Automix。这些自黏固树脂水门汀耐水性较好，可释放氟化物，不需要进行酸蚀黏结。为了促进牙冠黏固和固位，在用水门汀填充牙冠前，可先将 GC Coat Plus（GC 公司）涂布到牙冠内部。儿童自然冠可用于修复牙髓处理后的牙齿。

- 在黏固牙冠前，清洁并干燥牙齿表面，选择合适的牙冠。在牙冠内表面涂布黏固剂并进行光固化。
- 用自黏固树脂水门汀（如 Rely X smartcem 或 G-Cem Automic）填充牙冠。将牙冠在牙齿上就位并保持几分钟，去除牙龈表面多余的材料并进行光固化（图 3-46C）。

图 3-47 显示了后牙儿童自然冠修复的乳磨牙的情况。

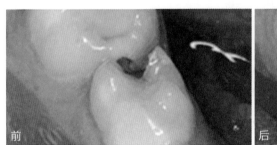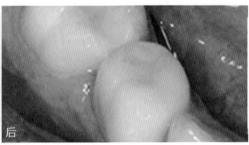

图 3-47　儿童自然冠修复

流程

儿童自然冠是在椅旁用特别配制的丙烯酸混合材料制备而成

↓

该材料在固化过程中与牙冠密合

↓

使用玻璃离子水门汀黏固调整后的牙冠

↓

儿童自然冠美观、坚固、持久、耐用

儿童甲壳冠

儿童甲壳冠和透明冠类似，操作也相似。儿童甲壳冠由牙色的聚酯材料制成，可以填充树脂，聚合后可保留在牙齿上。该冠只有一种色号，因此与邻牙色泽匹配不佳；儿童甲壳冠由聚酯制成，可以用剪刀修剪以适用于不规则的牙齿。不能用高速钻头修整或塑型，否则材料将熔化到钻头上。较早期的儿童甲壳冠由聚碳酸酯制成。牙冠很薄，但是强度很高，允许在牙齿预备量极少的情况下放置多个相邻的修复体。儿童甲壳冠不会破碎、着色或裂开。牙冠黏固简便，可用黏固剂与复合树脂黏固，也可用玻璃离子水门汀黏固。儿童甲壳冠的识别和尺寸选择非常容易，这方面与 3M Unitek SSC 一样。儿童甲壳冠可用于上、下颌前、后牙的修复（图 3-48）。

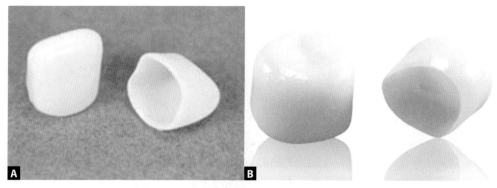

图 3-48 儿童聚酯纤维甲壳冠（前、后牙）

优点

- 一次就诊即可完成牙冠修复。
- 性价比高。
- 可在牙体预备量最少的情况下完成邻牙修复。
- 牙冠不会破碎、着色或裂开。
- 可用剪刀修剪牙冠。

缺点

· 仅有一种颜色，难以进行牙冠色泽匹配。
· 因牙冠会融化，故不能用高速车针或钻头修整。

制造商

Success essential、Space maintainers laboratory.

商品特性

前牙冠尺寸：D、E、F、G、L、U 各 1～6 号。
补充装：每盒 5 个。

艺术玻璃冠

　　艺术玻璃是一种聚合玻璃，有自然牙齿的质地，可与复合树脂黏固，还具有瓷的美观性和使用寿命。艺术玻璃冠是由艺术玻璃制成的全冠修复体，适用于乳牙列修复，是儿童牙科最美观的牙冠。

　　艺术玻璃由新型多功能甲基丙烯酸酯组成。艺术玻璃基质能够形成高度交联网络的三维分子结构。这种高度交联的无定形有机聚合物在化学文献中被称为"有机玻璃"。基质固化后，艺术玻璃的填充含量仅为 75%（55% 微玻璃和 20% 二氧化硅填料），这种无定形、高度交联的有机玻璃形式被称为聚合玻璃。艺术玻璃是坚硬、有弹性的材料。大多数艺术玻璃冠的参数显著超过传统复合材料，并且比瓷更坚韧、弹性更高。流程图 3-3 列举了艺术玻璃冠的特性。图 3-49 展示了艺术玻璃冠及其案例。图 3-50 和图 3-51 展示了

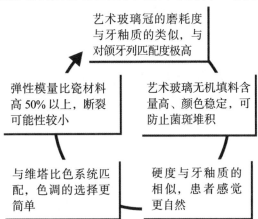

流程图 3-3　艺术玻璃冠的特性

艺术玻璃冠术前和术后的照片。

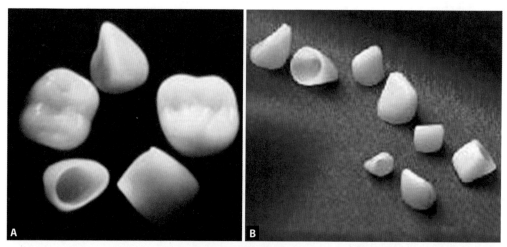

图 3-49　艺术玻璃冠

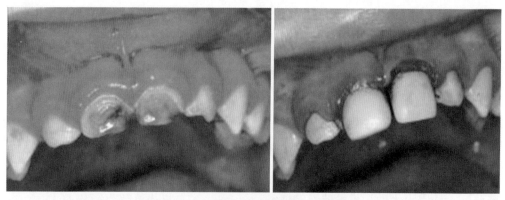

图 3-50　艺术玻璃冠修复病例 1（修复前）

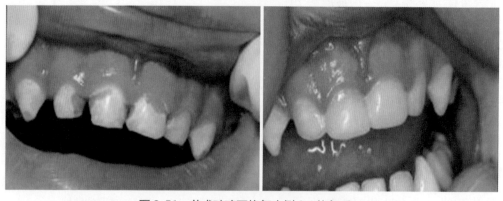

图 3-51　艺术玻璃冠修复病例 2（修复后）

商品特性

艺术玻璃冠仅有一种色调，每颗前牙有 6 种尺寸可供选择。

特点

- 美观度与天然牙相当。
- 耐用。
- 没有金属－复合材料界面吻合失败的情况、不会破裂或形成裂纹。
- 磨损类似于牙釉质，与对颌牙列相匹配。
- 独特的微玻璃和二氧化硅填料，较透明冠更美观和更耐久。
- 无机填料含量高，颜色稳定，不易发生菌斑堆积。
- 与维塔比色系统匹配，色调选择更简单。
- 弹性模量比瓷高 50% 以上，折裂的可能性较小。
- 口内调整或修复简便。
- 采用专门的艺术玻璃工艺。
- 有与瓷类似的美学性能和较长的使用寿命。
- 可与复合材料进行黏固。
- 占椅时间短。
- 不需要印模。
- 没有金属影响患者的自然微笑。

缺点

艺术玻璃冠修复失败通常由黏固失败造成。

参考文献

[1] American Academy of Pediatric Dentistry. Pediatric Dentistry Reference Manual, vol. 2009, 31（60）, 40-46.

[2] http://www.pedonaturalcrown.com.

[3]　http://www.pedotoothdocs.com.

[4]　KARTHIK VENKATARAGHAVAN, JOHN CHAN. Polycarbonate Crowns for Primary teeth Revisited – Restorative options, Technique and Case reports , http://www.kudoscw.com.hk.In.

[5]　KOPEL H M, BATTERMAN S C. The retentive ability of various cementing agents for polycarbonate crowns. ASDC J Dentistry Child. 1976, 43（05）:333-339.

[6]　LEE J K. Restoration of primary anterior teeth: review of the literature. Pediatric Dentistry. 2002, 24（05）:506-510.

[7]　MACLEAN J K, CHAMPAGNE C E, WAGGONER W F, et al. Clinical outcomes for primary anterior teeth treated with preveneered stainless steel crowns. Pediatric Dentistry. 2007, 29（05）:377-381.

[8]　MCDONALD R E, AVERY D R, DEAN J A. Dentistry for the Child and Adolescent, 8th edn. Mosby, 2004.

[9]　PINKHAM J R, CASAMASSIMO P S, MCTIGUE D J,et al. Pediatric Dentistry: Infancy through Adolescence. 4th edn. Philadelphia, PA. WB Saunders Company, 2005.

[10]　STEVEN SCHWARTZ. Full Coverage Aesthetic Restoration of Anterior Primary Teeth. http://www.dentalcare.com.

[11]　http://www.austinglastech.com.

PVSSC

因为 SSC 美观性不佳，所以在 SSC 上预加白色贴面的技术应运而生。将牙色材料黏固在 SSC 唇颊面的牙冠被称作 PVSSC。PVSSC 是具有机械和（或）化学结合的美学贴面的 SSC/ 镍铬合金冠。贴面修复是在牙齿唇面或颊面黏固一薄层树脂或瓷修复材料。因为其牙体预备量极少（如果需要的话），所以贴面修复被认为是一种保守的修复方法。PVSSC 是在 20 世纪 90 年代初出现的，最初是为前牙修复而设计，后来被扩展应用于乳磨牙。市面上用于乳磨牙的 PVSSC 有 Nusmile primary（Houston TX）、Kinder 冠（St Louis Park, MN）和郑氏冠（Exton PA）。

　　PVSSC 有其固有的优点和不足。贴面冠最常见的问题是贴面的存留。贴面在某些情况下会折裂，甚至会完全剥脱。用大力将 PVSSC 在预备好的牙体上就位时，会导致白色贴面破损、折断或碎裂。近年来，贴面材料抗折性增加，脱落问题也逐渐减少。贴面可以修复，但贴面断裂时研究人员倾向于更换牙冠。

　　尤策尔（Yucel）等（2008）进行了一项研究，测试 2 种不同材料制备后牙 SSC 贴面的剪切黏固强度、染料渗透情况（微渗漏）和扫描电镜评估。结论表明，对后牙 SSC 可以使用以下修复材料贴面，如 Panavia 不透明水门汀、Tetric 流体树脂或 Monoopaque 流体树脂。拉姆（Ram）等（2003）评估了乳磨牙 PVSSC 的长期临床性能并与 SSC 比较，结果发现，4 年后所有的贴面冠都出现了贴面的碎裂，最终美观性变得非常差。抗折试验表明，牙冠可在短期内抵抗咬合力，但必须考虑长期载荷和疲劳度累积的影响。PVSSC 的临床效果令人满意。罗伯茨（Roberts）等（2001）和尚帕涅（Champagne）等（2007）的研究发现，家长对树脂 PVSSC 的满意度极高。

　　PVSSC 的卷曲能力极为有限。相对来说，PVSSC 是非弹性的，因为树脂贴面非常脆弱，当受到较大的力或内卷时容易碎裂，所以为了满足缩颈的需要，必须尽可能地保证牙冠的贴合度。因为 PVSSC 只有舌侧部分可以调整（缩颈），所以必须大量去除牙齿结构，以便于牙齿适应 PVSSC，而非调整牙冠以适合牙齿。PVSSC 色调的可选择范围有限，比 SSC、透明冠和聚碳酸酯冠更贵。

　　克罗尔和郝乐平（Helpin，1996）报道了用 PVSSC 修复乳切牙的技术。用超硬石膏浇注研究模型后，选择合适的近远中径、唇舌径及与预备牙体相符的牙冠。用直角金刚石砂轮将树脂 PVSSC 的长度修整合适，在无树脂区域缩颈修整、试戴并就位。

　　福克斯（Fuks）等（1999）进行了一项研究，以评估美学冠的临床性能，并与传统 SSC 比较。6 个月后对牙冠进行临床和影像学评价，评估内容包括牙龈健康状况、颈缘伸展、牙冠匹配度、就位度、咬合情况、邻接关系、贴面碎裂和黏固剂脱落情况。结论表明，美学牙冠有几个不足之处，如牙龈健康状况不佳、价格昂贵、体积较大（未测量）、外观不自然。瓦格纳和科恩（Cohen，1995）的研究显示，与其他牙冠（郑氏冠、Kinder 冠和 NuSmile 冠）相比，Whiter Biter 贴面冠能够更好地抵抗贴面上的剪切力。莫尼卡（Monika，2008）发现，缩颈牙冠和未缩颈牙冠的贴面抗折性能相当，而缩颈牙冠的贴面剥脱面积更大。

罗纳（Rona）等（2011）评估了 NuSmile 和 Kinderrn 后牙冠修复的成功率，并调查了家长对该治疗方案的满意程度。结论表明，PVSSC 兼顾了传统 SSC 的耐用性，同时提升了美观度，建议将 PVSSC 作为患者美观需求较高时的一种选择。威克瑟姆（Wickersham，1998）得出结论，两种蒸汽工艺（121 ℃，15 磅 / 平方英寸，作用 20 min 和 132 ℃，30 磅 / 平方英寸，作用 8 min）可以被临床医生用于对 Kinder 冠或 NuSmile PVSSC 的消毒，而不会改变其抗折性和颜色稳定性。尤米考姆（Yumikom）等（2002）测量了树脂预贴面 SSC（Kinder 冠）和环氧涂层 SSC（White Steel 冠）两种美学 SSC 的比色值，并与日本儿童乳前牙的比色值进行了比较。结论显示：两种儿童美学冠与日本儿童乳前牙的色差相对较大，但儿童美学冠仍适用于临床。研究表明，除了美学考量外，对乳前牙使用 PVSSC 的主要因素是"龋损程度"。

贴面冠难以改形以适应临床需要（由于牙冠的可缩颈面积有限），并且贴面易断裂或脱落。在某些情况下，PVSSC 比传统 SSC 有更大的优势，这种优势主要体现在美观性和较高的家长满意度。麦克莱恩（MacLean）等在研究 PVSSC 的失败率后发现，1% 的牙冠出现了移位，14% 的贴面发生了折裂。无论哪种牙冠，都有一定的失败比例（< 15%），其中一部分是自发性折裂，另一部分是由外伤导致。PVSSC 的失败率与透明冠的相似，甚至更低，但比开窗式 SSC 更高。兰姆（Ram）等（2003）的研究显示，PVSSC 修复 4 年后，乳磨牙牙冠的贴面发生了碎裂，且美观性丧失。PVSSC 的失败率不足 10%。目前还没有相关研究表明哪种 PVSSC 更好。但 NuSmile 冠的修复效果令人满意。科隆（Colom）等评价了不同染色液对切牙 PVSSC 颜色的影响。在这项体外研究中，将牙冠浸泡在水、可乐、葡萄汁和咖啡中 2 周，结果表明，没有一种牙冠是完全不被染色的。葡萄汁和咖啡导致的贴面着色最多，橡皮杯抛光可去除贴面上的着色，恢复牙冠基底颜色。麦克莱恩等（2007）观察了 PVSSC 修复乳前牙的临床效果。这项研究对 46 名患者的 226 颗 NuSmile 冠进行了 12.9 个月的随访，结果显示 NuSmile 冠能够成功修复乳前牙。

适应证

· 高风险患龋儿童的前牙和（或）磨牙，有助于保护其剩余的高危牙面。

· 乳磨牙有广泛龋损、大面积病变或多个牙面龋齿的儿童。

代表冠

- NuSmile 乳牙冠。
- 郑氏冠。
- Whiter Biter 冠。
- Dura 冠。

优点

- 美观、舒适。
- 对湿度不敏感。
- 耐用。
- 占椅时间短。
- 易于就位。
- 全冠保护。
- 家长满意度高。

缺点

- 有贴面剥脱可能。
- 近远中径较宽。
- 牙医对树脂色调的选择范围有限。
- 对贴面侧牙冠颈缘不能进行缩颈，否则贴面会脱落。
- 不能高温高压消毒灭菌，高热会损坏贴面。
- 就位困难。
- 贴面有折裂的可能。
- 贴面折裂后难以修复。
- 牙体预备量大。
- 当牙冠就位的力量过大时，会导致部分贴面脱落。
- 颈缘调整主要局限于舌面。
- 颈缘密合性较差。

· 昂贵（价格是 SSC 的 3 倍）。

· 有关牙冠耐久性的临床研究数据很少。

PVSSC 修复的一般步骤

贴面的存在使牙冠厚度增加，因此 PVSSC 的牙体预备量更大，这导致牙髓治疗的可能性增加。PVSSC 的牙体预备与 SSC 的相似，除额外的牙齿预备外，不能对牙冠进行缩颈或塑型。

PVSSC 的形状是不能改变的，在间隙丧失（通常由龋齿导致）的情况下，不能通过"挤压"牙冠近远中径来帮助牙冠就位。因此，牙医应仔细选择合适的病例，以避免不必要的麻烦。热清洗技术可用于牙冠消毒、灭菌，可以最大程度地减少牙冠贴面受到的消毒压力。

· 在预备牙体前，首先应评估所需牙冠的大小。

· 然后进行𬌗面预备。𬌗面预备量应不小于 2 mm。推荐使用高速金刚砂锥状车针、球钻或钨钢裂钻。

· 使用锥状车针预备牙齿轴面。必须预备足够量的牙体组织，以容纳牙冠。应将牙体预备成羽状边缘并延伸至龈下。

· 试戴牙冠时，应无阻力地完全就位。PVSSC 不能卡抱就位，否则会导致贴面出现微小隐裂，最终导致贴面剥脱。

· 预备并调磨牙体组织去适应牙冠，而非调整牙冠去适应牙齿。

· 检查咬合状况，防止因牙冠过高而导致贴面折裂。

· 可以使用玻璃离子水门汀黏固牙冠。

参考文献

[1]　CARLA COHEN. Pre-Veneered Stainless Steel Crowns-An aesthetic alternative. 2012: 1-6. http://www.dentaleconomics.com.

[2]　FUKS A B, RAM D, EIDELMAN E. Clinical performance of esthetic posterior crowns in primary molars: a pilot study. Pediatric Dentistry. 1999, 21（07）:445-448.

[3]　Guideline on Pediatric Restorative Dentistry. REFERENCE MANUAL. Pediatric

Dentistry. 2013, 34（06）:214-221.

[4]　MONICA, JUNG-WEI C, JOE O C. Veneer retention of preveneered primary stainless steel crowns after crimping. Journal of Dentistry for Children, 2008, 4:44-47.

[5]　RAMA D, FUKS A B, EIDELMAN E. Long-term clinical performance of esthetic primary molar crowns. Pediatric Dentistry. 2003, 25（06）:582-584.

[6]　ROBERS C, LEE J Y, WRIGHT J T. Clinical evaluation of and parental satisfaction with resin-faced stainless steel crowns. Pediatric Dentistry. 2001, 23（01）:28-31.

[7]　RONA L, ANNE O C. A clinical study evaluating success of 2 commercially available preveneered primary molar stainless steel crowns. Pediatric Dentistry. 2011; 33（04）: 300-367.

[8]　WAGGONER W F, COHEN H. Failure strength of four veneered primary stainless steel crowns. Pediatric Dentistry.1995, 17（01）:36-40.

[9]　WICKERSHAM G T, SEALE N S, FRYSH H. Color change and fracture resistance of two preveneered stainless-steel crowns after sterilization. Pediatric Dentistry. 1998, 50（05）:336-340.

[10]　YUCIL Y, TASKIN G, OZGE E, et al. The repair of preveneered posterior stainless steel crowns. Pediatric Dentistry. 2008, 35（07）:429-435.

[11]　YUMIKOM H, KOICHI O, MICHAL S A. Colorimetric values of esthetic stainless steel crowns. Quintessen ce International. 2002, 33（07）:537-541.

NuSmile 冠

　　NuSmile 冠的贴面非常接近自然牙齿，具有标准的牙体解剖外形，技术敏感性低，耐用且色泽稳定。贴面位于牙冠唇侧，舌侧金属部分可用于调整，以达到更好的颈部封闭效果。NuSmile 冠有前牙冠和后牙冠提供。麦克莱恩等（2007）和珍妮特（Jeanetterr）等（2007）的研究证明，NuSmile 前牙预贴面冠修复（图 3-49 和图 3-50）是一种成功的低龄儿童乳切牙龋损的临床修复方法。

优点

· 微笑自然。

· 操作简便。

· 成功率高。

· 可高压灭菌。

· 氧化锆水门汀固位效果最佳。

· 美观。

· 耐用。

· 家长、儿童满意度高。

· 占椅时间短。

· 与天然牙齿的颜色和透明度极其匹配。

· 不会变色。

· 与 SSC 相比，黏固性能优良。

缺点

· 可导致牙龈健康状况不佳。

· 价格昂贵。

· 体积较大。

· 外观欠自然。

· 缩颈会导致折裂。

NuSmile 冠有两种可供选择

1. NuSmile Signature 冠。

2. NuSmile ZR 冠。

NuSmile Signature 冠

该牙冠是具有标准解剖外形的 SSC，外观自然，贴面呈牙色。与传统 SSC 和透明冠相比，该冠使用广泛、耐用、易于修复（图 3-52）。

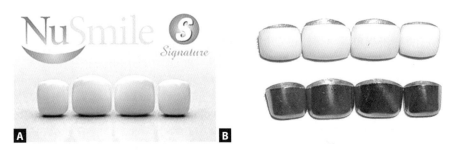

（A）NuSmile 乳前牙金属烤瓷冠（仅唇面覆盖瓷层）；（B）唇面、舌面观。
图 3-52　NuSmile Signature 冠

NuSmile ZR 冠

得克萨斯州休斯顿 NuSmile 儿科牙冠公司生产了 NuSmile ZR 冠。这种牙冠由氧化锆陶瓷制成，体现了艺术和科学的完美结合。与复合树脂和透明冠相比，该冠更美观、耐用且易于就位。

NuSmile ZR 冠（图 3-53）是一款新款氧化锆冠，由单晶氧化锆制成，类似于烤瓷冠，同时模仿天然乳牙的解剖外形，达到了天然牙的临床效果。

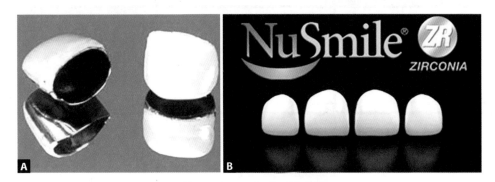

图 3-53　NuSmile ZR 冠

NuSmile ZR 冠在美国推出，以卓越的美学效果满足最具挑战性的美观需求。它的强度是牙本质和牙釉质的 9 倍，比透明冠修复效果更好。它的氧化锆材料在透明度和强度方面进行了优化，有两种色号和多种尺寸备选。

H. 奎斯（Queis H）等（2010）对 2600 名 AAPD 成员进行了问卷调查，对儿童牙医使用前牙 PVSSC 的情况进行了研究。结果发现，在 PVSSC 中，NuSmile ZR 冠的使用率最高，达 61%，郑氏冠为 28%，Kinder 冠为 35%。李（Lee）等（2004）在生物材料研究中心对 NuSmile ZR 前牙全冠的抗折性进行了研究，发现 NuSmile ZR 冠的抗折强度是 5～10 岁儿童切牙咬合力的 9 或 10 倍。

NuSmile 冠的修复步骤

病例的选择及注意事项

· 避免前牙反𬌗、Ⅲ类错𬌗和严重拥挤。

· 选择冠部可修复的牙齿。

图 3-54 展示了乳前牙 NuSmile 冠修复的步骤。图 3-55 和图 3-56 展示了乳尖牙和乳磨牙 NuSmile 冠修复的步骤。

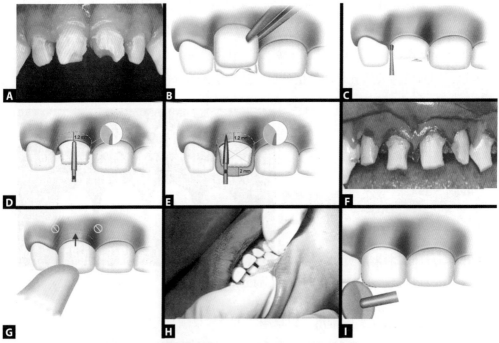

（A）切牙预备前；（B）预成冠选择；（C）牙齿切端及邻面预备 2 mm；（D）龈缘预备至龈下 1～2 mm；（E）颈部预备呈羽状颈缘；（F）切牙预备后；（G）预成冠试就位；（H）咬合检查；（I）预成冠黏固后抛光、修整。

图 3-54 NuSmile 冠修复乳前牙的流程

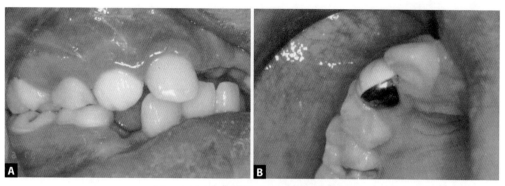

图 3-55　乳尖牙 NuSmile 冠修复病例

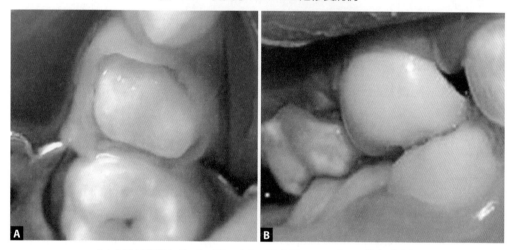

（A）乳磨牙 NuSmile 冠；（B）乳磨牙 Nusmile 冠修复病例。
3-56　乳磨牙 NuSmile 冠及其修复病例

步骤

- 与 SSC 相比，舌面及近、远中面都需要预备。
- 选择较短的牙冠就位。
- 对 2 岁儿童选择较短的牙冠，对 2 岁以上的儿童选择较长的牙冠。
- 无阻力就位，避免发生冠折。
- 不要黏固有明显隐裂线的牙冠。
- 仔细调磨牙冠。

参考文献

[1] COHEN C. Preveneered stainless steel crowns-an aesthetic alternatiVe. 2012-01-01. http://www.pdwg-ng.org/materials/anterior%20crowns.pdf.

[2] JEANETTE M J K, CARIANN C C E, WILLIUM W F, et al. Clinical outcomes for primary anterior teeth treated with preveneered stainless steel crowns. Pediatric Dentistry. 2007, 5:377-381.

[3] MACLEAN J K, CHAMPAGNE C E, WAGGONER W F, et al. clinical outcomes for primary anterior teeth treated with preveneered stainless steel crowns. Pediatric Dentistry. 2007, 29（05）:377-381.

[4] WAGGONER W F. Restoring primary anterior teeth. Las Vegas, Nevada.

[5] http://www.nusmilecrowns.com.

白色儿童贴面弹性冠

白色儿童贴面弹性冠采用新材料制成，对其颊面和舌面可进行缩颈处理，可进行近远中向挤压，以便于更好地就位，而不必担心影响黏固强度。后牙弹性冠的贴面为特制的高原牙面（highland dental plan, HDP）制作。牙冠轴面均可缩颈、塑型，但不影响白色材料的黏固强度。图 3-57 展示了前牙弹性冠和后牙弹性冠。表 3-11 展示了弹性冠的特性。

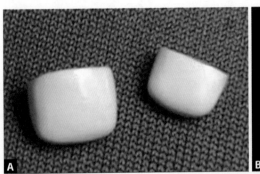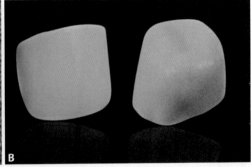

图 3-57　前牙弹性冠和后牙弹性冠

表 3-11　弹性冠的特性	
项目	内容
尺寸型号	1 ～ 6
颜色 / 色调	白色
数量	24
产品用途	用于上颌中切牙及侧切牙
套装	每个牙齿有 1 ～ 6 号，套装内每个尺寸有 1 个冠

制造商

Success essential space maintainer laboratory.

弹性冠适用于切牙和乳磨牙，每个牙位有 1 ～ 6 号备选。

· 套装包括每个尺寸一个冠，共计 24 个冠。

特点和优势

· 可对近中、远中进行挤压调整。

· 可对颊侧和舌侧进行缩颈。

· 可用剪刀或绿色磨头修整。

· 比标准 SSC 短 1 mm。

· 与自然牙列匹配。

· 儿童乳牙色调。

· 节省椅旁时间。

· 挤压或缩颈后黏固强度不变。

牙冠修复步骤

· 牙体预备和牙冠就位与 SSC 类似。

参考文献

http://www.sourceonedental.com/products/pediatric-flex-crowns-4.

儿童珍珠冠（贴面铝冠）

儿童珍珠冠是一种天然乳牙牙色的环氧涂层贴面的金属全冠。牙冠由铝制成，而非由不锈钢制成，这是因为环氧涂层和铝的结合更好。这项技术开发于 1980 年。铝冠在恒牙列中常被用作临时冠，这是因为铝冠相对较软，长期使用效果不佳。此外，在铝冠上咬合力较大的区域，白色涂层会有磨损。

这些牙冠由较厚的铝制成，贴面为 FDA 食品级，这种贴面耐用且有弹性。该涂层贴面不会碎裂或剥落。该牙冠有通用的解剖外形，可同时供双侧牙齿使用，因此节约了选冠的时间和精力。任何黏固剂都可被用于该牙冠的黏固，玻璃离子和自固化复合材料可以增强牙冠的性能和耐久性。该牙冠易于切割和修整，可以完全贴合于牙齿，不会碎裂或剥落。坚固耐用的涂层贴面有出色的附着力，当与较厚的铝冠配合使用时，其贴面层的黏合效果格外出色。如果需要美学修补，则可使用光固化复合材料。

优点

- 成本：一颗儿童珍珠冠的价格比市面上其他美学金属冠都要低，适合任何经济条件的患者，并且有很长的保质期。
- 库存：前牙儿童珍珠冠为通用解剖结构，极大地减少了库存，节省了牙医的资金。
- 牙冠涂层：儿童珍珠冠的涂层不会碎裂或剥落。牙医可以剪切和塑型牙冠而不损伤涂层。
- 外观逼真：儿童珍珠冠不大，易于安装到牙齿上，可避免出现"鸡啄"样外观。
- 灵活的包装：儿童珍珠冠有 3 种套装：前牙套装、后牙套装和全牙弓套装。补充装含 3 种牙冠的各种尺寸型号。

- 修补：使用自固化或双固化复合材料可以很容易地修补儿童珍珠冠。
- 修剪及塑型简单，不会导致涂料碎裂或剥落。
- 可以添加复合材料。

缺点

- 相对较软，长期耐用性不佳。
- 在咬合力较大的区域，白色涂层会磨损。

儿童珍珠冠的修复技术

- 修剪、塑型牙冠，使之贴合于牙齿。
- 用与牙冠颜色相同的自固化复合材料填充牙冠，并放置在牙齿上。
- 复合材料凝固后，去掉牙冠，修整多余的复合材料。
- 在牙齿上涂布 Copalite 含氟涂料并吹干，反复 5 次。
- 用 Doc 公司红铜或白铜黏固剂永久黏固牙冠。临床研究表明，在黏固剂与牙齿组织接触后，黏固剂的抗菌性能有助于保护牙齿。

使用儿童珍珠冠时应注意以下几点，以最大程度地发挥其性能。

- 使用自固化或双固化复合材料而非常规的牙冠黏固水门汀（如 Ketaccem、RelyX Unicem 等）填充牙冠，能同时结合牙齿和牙冠的复合材料，可获得良好的效果。黏固材料应完全填满牙冠，以确保牙冠拥有最大程度的结构完整性。
- 告知家长涂层及铝冠在与对颌牙齿的接触点上会有磨损，但牙冠内的黏固复合材料依然会保护牙齿；在牙冠磨耗处可使用复合材料修补。
- 牙冠在儿童口腔内的使用时间可超过 3 年，牙冠唇、颊面可始终保持美观。为减少涂层或金属的磨损，建议将牙冠置于最小咬合处或无咬合处。
- 避免严重错𬌗或重度磨牙症患者使用儿童珍珠冠修复牙齿。

牙冠的商品特性（表 3-12）

表 3-11　儿童珍珠冠的尺寸		
中切牙 *	**侧切牙**	**尖牙**
PPC$_1$- 尺寸 U$_1$（6.4 mm）	PPL$_1$- 尺寸 U$_1$（4.6 mm）	PPCU$_1$- 尺寸 U$_1$（6.2 mm）
PPC$_2$- 尺寸 U$_2$（6.8 mm）	PPL$_2$- 尺寸 U$_2$（5.0 mm）	PPCU$_2$- 尺寸 U$_2$（6.8 mm）
PPC$_3$- 尺寸 U$_3$（7.2 mm）	PPL$_3$- 尺寸 U$_3$（5.4 mm）	PPCU$_3$- 尺寸 U3（7.2 mm）
PPC$_4$- 尺寸 U$_4$（7.6 mm）	PPL$_4$- 尺寸 U$_4$（5.8 mm）	PPCU$_4$- 尺寸 U$_4$（7.8 mm）
—	PPL$_5$- 尺寸 U$_5$（6.0 mm）	—

* 侧切牙尺寸 U1 不在套装中。

第一磨牙	**第二磨牙**
PP1ML$_3$- 尺寸 L$_3$（7.4 mm）	PP2ML$_3$- 尺寸 L$_3$（9.4 mm）
PP1ML$_4$- 尺寸 L$_4$（7.8 mm）	PP2ML$_4$- 尺寸 L$_4$（9.8 mm）
PP1ML$_5$- 尺寸 L$_5$（8.2 mm）	PP2ML$_5$- 尺寸 L$_5$（10.2 mm）
PP1MR$_3$- 尺寸 R$_3$（7.4 mm）	PP2MR$_3$- 尺寸 R$_3$（9.4 mm）
PP1MR$_3$- 尺寸 R$_4$（7.8 mm）	PP2MR$_4$- 尺寸 R$_4$（9.8 mm）
PP1MR$_3$- 尺寸 R$_5$（8.2 mm）	PP2MR$_5$- 尺寸 R$_5$（10.2 mm）

完整的牙冠套装：包括 75 个上颌全冠，分为前牙套装和后牙套装。

儿童珍珠冠套装：前牙冠 36 个，后牙冠 36 个（图 3-58）。

前牙套装（图 3-58）

· 商品编号：2001PP。

· 36 个上颌前牙冠。

· 中切牙（1～4 号）。

· 侧切牙（2～5 号）。

· 尖牙（1～4 号）。

· 均具有通用的解剖结构。

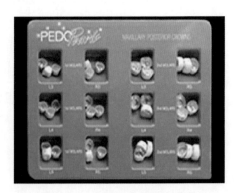

图 3-58　儿童珍珠冠前牙套装

后牙套装

- 商品编号：2002PP。
- 36 颗上颌后牙冠。
- 第一磨牙（3 ~ 5 号）。
- 第二磨牙（3 ~ 5 号）。
- 均具有左右通用的解剖结构。

完整套装

图 3-59A 展示了前牙儿童珍珠冠。图 3-59B 展示了后牙儿童珍珠冠。

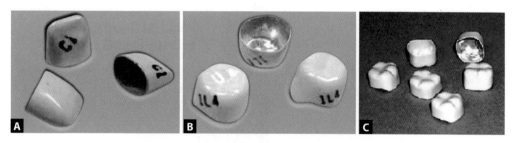

（A）前牙儿童珍珠冠；（B）后牙儿童珍珠冠。
图 3-59　前牙儿童珍珠冠和后牙儿童珍珠冠

参考文献

[1] Anterior crowns used in children. Morenike Ukpong. Dep of Paediatric Dentistry, Obafemi AwolowoUniversity, Ile-Ife, Nigeria.

[2] http://pedopearls.net/products.htm.

[3] WAGGONER W F. Restoring primary anterior teeth. Pediatric Dentistry. 2002, 24（05）:511-516.

郑氏冠

郑氏冠由郑彼得 Orthodontic Laboratories 公司 1987 年研制推出，是 SSC 的美学修复替代品。该牙冠以公司总裁郑彼得的名字命名。这种牙冠是一种儿童不锈钢前牙冠，其表面贴面为高质量的网状光固化复合材料。目前尚无长期临床试验评估该牙冠的耐久性。

贝克（Baker）等（1996）进行了一项研究，以评估 4 种市售预贴面乳切牙金属冠（郑氏冠、White Biter 冠、Kinder 冠和 NuSmile 冠）美学贴面的断裂、移位或变形所需的剪切力。在贴面的切缘施加一定剪切力，直到贴面断裂、移位或变形。研究显示，与 White Biter 冠相比，郑氏冠效果更好，差异有统计学意义。图 3-60 为前牙郑氏冠。图 3-61 为黏固后的上颌乳前牙郑氏冠。

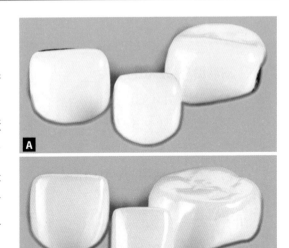

（A）郑氏冠；（B）氧化锆郑氏冠。
图 3-60　前牙郑氏冠

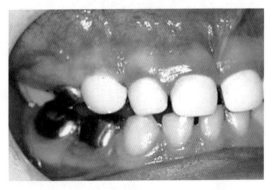

图 3-61　郑氏冠修复上颌乳前牙病例

制造商

郑彼得 Orthodontic Laboratories 公司。

商品特性

郑氏冠可用于左、右侧中切牙、侧切牙及尖牙，每个牙位有 6 个尺寸型号。

牙冠尺寸

前牙冠

中切牙、侧切牙和尖牙：左、右侧各有 6 个型号（1～6 号）。

乳前牙高级套装：96 个牙冠，左、右侧中切牙、侧切牙，1 号和 6 号（每个型号有 2 个），2～5 号（每个型号有 5 个）。

乳前牙基础套装：16 个牙冠，左、右中切牙、侧切牙，2～5 号（每个型号有 1 个）。

后牙冠

第二乳磨牙牙冠基础套装：12 个牙冠，每个象限第二乳磨牙，3～5 号（每个型号有 1 个）。

全象限乳磨牙牙冠，2～7 号。图 3-62 为乳前牙郑氏冠和乳后牙郑氏冠。

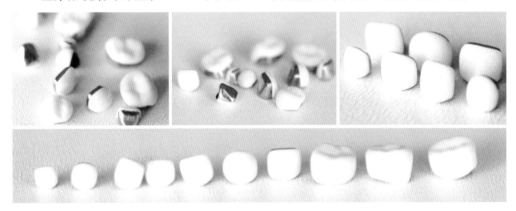

图 3-62　乳前牙郑氏冠和乳后牙郑氏冠

优点

- 一次就诊即可完成。
- 技术敏感性低，为 SSC 纯树脂贴面。
- 外观自然。
- 可以高温消毒，高温对贴面的黏固强度和颜色无明显影响。
- 抗染色。
- 经久耐用、颜色稳定，与儿童乳牙牙色相配。
- 不会造成对颌牙磨损。

· 患者舒适。

缺点

· 塑型可导致贴面断裂。
· 价格昂贵。

选择技巧

· 牙体预备和就位类似于 SSC 修复。
· 可用普通的 3M Unitek SSC 评估患牙大小。
· 根据 SSC 的尺寸，可更换为相应大小的郑氏冠。
· 此操作可避免不必要的贴面受力及消毒处理。

参考文献

BAKER L H, MOON P, MOURINO A P. Retention of esthetic veneers on primary stainless steel crowns. ASDC J of Dentistry for Children. 1996, 63（03）:185-189.

Whiter Biter 冠

Whiter Biter 冠是一种 PVSSC，牙冠贴面为聚酯 / 环氧混合的聚合物涂层。涂层非常薄，但牙冠修整操作不影响涂层与牙冠的结合。正常使用和咀嚼不会导致涂层碎裂或脱落。Whiter Biter 冠现在已不再使用。罗伯茨等（2001）的发现，32% 的牙冠有部分白色贴面剥脱。

制造商

Whiter Biter 公司。

参考文献

ROBERTS C, LEE J Y, AWRIGHT J T. Clinical evaluation of parental satisfaction with resin faced stainless steel crowns. Pediatric Dentistry. 2001, 23（01）:28-31.

儿童计算机冠

儿童计算机冠是一种儿童前牙 SSC，其表面是高质量的光固化复合材料。这种牙冠颜色稳定，菌斑不易附着，与儿童牙齿自然颜色匹配。图示为白色的儿童计算机冠（图3-63）。

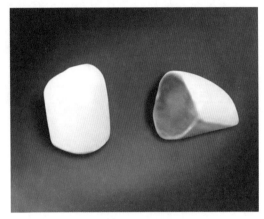

图3-63　儿童计算机冠

有多种尺寸可供选择

· 可用于左、右侧中切牙、侧切牙及尖牙。
· 套装：包括左、右侧中切牙、侧切牙、尖牙及双尖牙，每个牙位有 2 ～ 4 号（各2个）。

优点

· 不会磨损对颌牙。
· 易于调整。
· 颜色稳定。
· 感觉更自然。
· 色调与自然牙列相配。

参考文献

http://www.appliancethereapy.com/Global_Center/se/tools_product.aspx?pid=468andcategory.

儿童高密度聚乙烯贴面冠

儿童高密度聚乙烯贴面冠是一款为儿童设计的美学预制牙冠，其贴面为高密度聚乙烯材料，在预制的 SSC 上热成型，以获得所需的外观（图 3-64）。

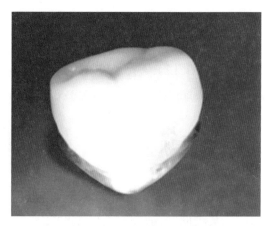

图 3-64　儿童高密度聚乙烯贴面冠

特性和用途

· 高弹性。

· 更高的抗弯强度。

· 贴面和预成冠机械结合，能承受较大的剪切力。

· 类似真牙的自然外观。

· 高密度聚乙烯一旦与金属机械结合，就很难分离，除非从连接处断开机械连接。

· 高密度聚乙烯可与金属兼容。

· 在口腔温度下不会发生破裂、碎裂或开裂。

· 在目前市售的儿童美学 PVSSC 中，高密度聚乙烯贴面较其他贴面有更强的结合强度。

Dura 冠

Dura 冠是一种儿科白色贴面牙冠。牙冠唇侧和舌侧可被卷曲修整，易于修剪，边缘为刃状。但牙冠贴面如果碎裂或剥脱，则很难对贴面进行修复，通常需要更换牙冠。研究表明，此贴面牙冠的固位力明显高于非贴面牙冠。表 3-13 展示了 Dura 冠的特性。

表 3-13　Dura 冠的特性	
项目	内容
色号	白色贴面冠
牙冠尺寸	上颌左、右侧中切牙及侧切牙，每个牙位有 6 种型号备选
前牙、后牙	有前牙冠、后牙冠（图 3-65）
数量	基础套装包括 24 个冠，左、右侧中切牙有 2 ～ 4 号（各 2 个）； 左、右侧侧切牙有 3 ～ 5 号（各 2 个）
可调性	颊侧和舌侧可以卷曲； 颊侧和舌侧易于用冠剪修剪； 易于修整
产品编号	470 — 300

商品特性

Dura 冠适用于左、右侧上颌中切牙和侧切牙，每个牙位有 6 种型号备选。

Dura 冠提供了前牙冠和后牙冠（图 3-65）。

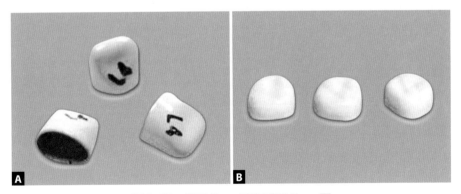

图 3-65　前牙 Dura 冠和后牙 Dura 冠

制造商

Mayclin dental studios、Space maintainer laboratory.

优点

· 唇、舌边缘可以内收。

· 牙冠易于修剪。

· 牙冠易于修整。

· 牙冠刃状边缘。

· 预贴面冠美观，可在隔湿不全或有出血的情况下操作。

参考文献

http://www.pattersondental.com.

全瓷冠/烤瓷冠/氧化锆冠

全瓷冠 / 烤瓷冠 / 氧化锆冠较传统的金属烤瓷冠有很多优点，如不含金属。除美学特性外，全瓷冠的生物学和功能学特点使其寿命更长。全瓷冠通常是根管治疗后的恒切牙或切牙折断后的最终修复体。对于活髓牙，烤瓷冠修复应推迟至 18 岁以后，这时牙齿髓角降低，牙体预备更安全。

全瓷冠在 18 岁之前的青少年中的使用是有限的，其原因如下。

· 价格昂贵。

· 易碎。

· 仅限于恒牙修复，原因在于乳牙髓角较高、牙釉质和牙本质较薄。

多项研究表明，市售氧化锆冠可用于乳牙修复，能兼顾美观和功能需要。流程图 3-4 为全瓷冠 / 氧化锆冠的类型。

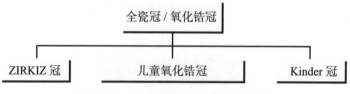

流程图 3-4　全瓷冠 / 氧化锆冠的类型

氧化锆冠

氧化锆冠是一种新的、特殊的儿童美学牙冠，目前已经商品化。氧化锆冠修复提供了一种新的方法，可通过微创技术恢复儿童自然微笑外貌。氧化锆冠自然、美观、临床操作占椅时间短。氧化锆是二氧化锆晶体，具有与金属相似的机械性能，可大幅降低材料的厚度，其颜色与牙齿的相似。其优良的生物相容性可以很好地耐受周期性应力。市售预成乳牙氧化锆冠（ZIRKIZ 全瓷冠）可通过直接与牙齿黏固来修复乳切牙（图 3-66）。

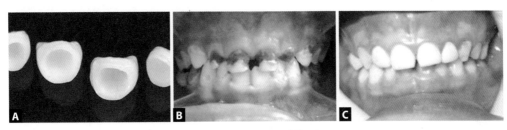

图 3-66　ZIRKIZ 全瓷冠

制造商

韩国 ZIRKIZ、HASS 公司。

牙冠修复技术

- 选冠：在牙齿预备之前选择合适尺寸的牙冠。
- 检查咬合情况。
- 麻醉牙齿。
- 用橡皮障隔离术区。
- 牙齿预备：临床及影像学检查后，局部麻醉下用不锈钢球钻去腐。牙齿切端预备 1 mm，唇、舌面预备 0.5 ～ 1.0 mm。唇面、舌面的预备应在切缘处汇合，与最终修复设计的切缘相吻合。检查咬合，以保证与对颌牙间有足够的距离。平行预备近、远中邻面，从龈下 1～2 mm 直到切缘。牙齿预备后，应使氧化锆冠被动就位。

氧化锆冠是全瓷冠，不能像传统 SSC 一样用剪刀修剪、塑型。黏固牙冠时应用玻璃离子水门汀完全填满牙冠，以避免形成孔隙，或者使用光固化树脂水门汀黏固。

目前还没有临床研究支持乳前牙冠的长期修复效能。基于有限的短期体内研究发现，氧化锆冠适用于单冠修复。最近，研究人员研发了一种基于二氧化锆的新型陶瓷材料。该材料用氧化钇晶体作为稳定剂，形成氧化锆多晶体 Y-TZP，它可以从一种晶相转变为另一种晶相，由此增大体积，以阻止或预防裂纹扩展。这种材料在严重缺损的磨牙修复中应用前景广阔。

参考文献

SERHAT KARACA, GIZEM OZBAY, BETUL KARGUL. Primary Zirconia Crown Restorations for Children with Early Childhood Caries. Acta Stomatol Croat. 2013, 47（01）:64-71.

EZ 冠

EZ-pedo 公司的开创性成就是改良了儿童牙冠的外观，帮助患儿恢复了快乐、健康的笑容。EZ-pedo 公司首先开发了儿童前牙和儿童后牙的单片氧化锆冠（图 3-67 和图 3-68）。EZ-pedo 公司是世界上第一家专为儿童设计纯牙色预制全瓷冠的公司。这些牙冠由生物相容性材料——氧化锆制成。该牙冠由纯牙色材料组成，无论从正面看，还是从口内看，都非常美观。该牙冠有一点自然的颜色，牙面非常光

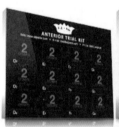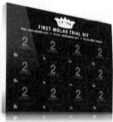

图 3-67　EZ 冠套装

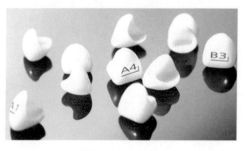

图 3-68　EZ 冠

滑、有光泽以及不易沁色。EZ 冠非常坚固，其卓越的美学性能使其与周围的天然牙齿融为一体。EZ 冠的牙体预备与 SSC 的相似。

EZ 冠的发展史

2004 年，约翰·汉森（John Hansen）3 岁的儿子约翰·保罗（John Paul）掉进浴缸，导致 4 颗门牙严重受损。约翰·汉森把他的儿子送到儿童牙医那里恢复牙齿外形，却被告知儿童没有像成人一样的美学牙冠。约翰·汉森说，安装在儿子牙齿上的牙冠体积很大，颜色也不匹配，微笑时牙龈处会露出金属。于是约翰·汉森想到为孩子们做美学牙冠。

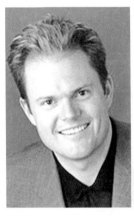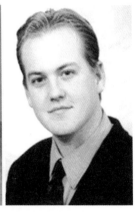

图 3-69　约翰·汉森和杰夫·费希尔

约翰·汉森和杰夫·费希尔（Jeff Fisher）等进行了多年研究，研制出了 EZ 冠（图 3-69）。2010 年，他们在加利福尼亚州萨克拉门托成立了 EZ-pedo 公司并为全世界儿童生产了大量的全瓷冠。

EZ 冠在 2009 年获得了美国食品和药物管理局的批准，目前占有美国儿科牙冠市场约 10% 的份额。

EZ 冠的生产

EZ 冠在一个特别定制的机器（图 3-70）中铣削制作。大约一个瓷盘可同时制作 35 ～ 50 个牙冠。牙冠打磨、抛光后被放入染色液，在 4000 ℃的瓷窑中硬化、微爆和上釉。每个牙冠上都有一个标签，安装后牙医可抛光去除标签（图 3-68）。EZ 冠共有 96 种型号，特定牙位的牙齿最多有 6 种尺寸可供选择。EZ 冠使用 Zirlock 技术以提高其固位力（图 3-71）。

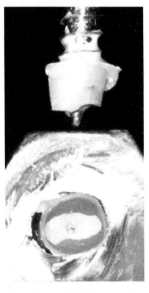

图 3-70　EZ 冠的生产制造

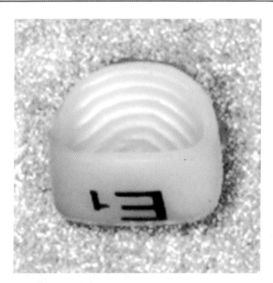

图 3-71　EZ 冠内层使用 Zirlock 技术增加固位力

优点

· Zirlock 技术增加了牙冠内的表面积，提高了临床远期成功率。

· 釉面光滑、美学效果好。

· 有非常低的磨损率。

· 避免了表面碎裂或断裂。

· 生物相容性好。

· 强度更高。

· 可高压灭菌。

乳牙 EZ 冠的修复步骤

前、后牙的牙体预备及安装与 SSC 的相似，具体步骤如下。

· 选冠。

· 在唇侧、舌侧、切端和邻面牙齿预备牙体。

· 检查牙冠是否贴合并黏固。

图 3-72 展示了 EZ 前牙冠修复的过程。

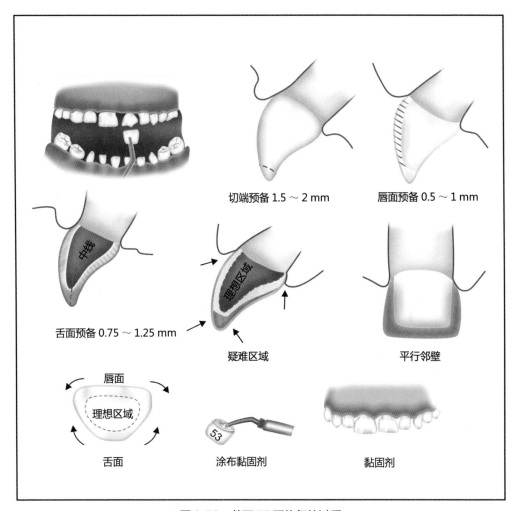

切端预备 1.5 ～ 2 mm　　唇面预备 0.5 ～ 1 mm

舌面预备 0.75 ～ 1.25 mm　　疑难区域　　平行邻壁

涂布黏固剂　　黏固剂

图 3-72　前牙 EZ 冠修复的过程

参考文献

[1]　http://www.ezpedo.com.

[2]　WAGGONER W F. Restoring Primary Anterior Teeth. Las Vegas, Nevada.

[3]　http://www.sunnysmileskids.com.

Kinder 冠

Kinder 冠商品化已经 23 年，可为儿童患者提供自然的色调和外形。仿生复合材料的发展和活力可重塑自然的微笑，而不是像其他修复方式那样有笨重的"鸡喙"样外观。Kinder 冠可提供前牙冠和后牙冠（图 3-73 ～图 3-75）。最初的 Kinder 冠于 1989 年进入市场，经过多年的发展，不断采用新材料和新工艺。1997 年推出的 Incisalock 技术，将无与伦比的美学与时尚结合，给儿童口腔美学带来了革命性的改变。Kinder 冠的 Incisalock 设计是美观时尚与机械固位的最佳结合（图 3-76）。通过增加机械固位和更多的复合材料，Kinder 冠在兼顾外形与功能的情况下强度变得更高。

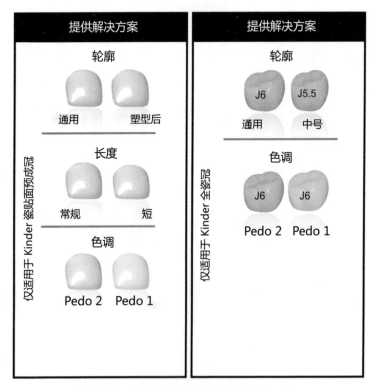

图 3-73　前牙 Kinder 冠和后牙 Kinder 冠

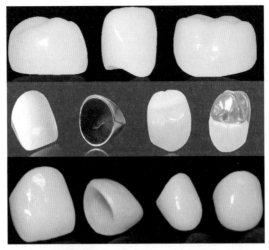

图 3-74　不同类型的前牙 Kinder 冠和后牙 Kinder 冠

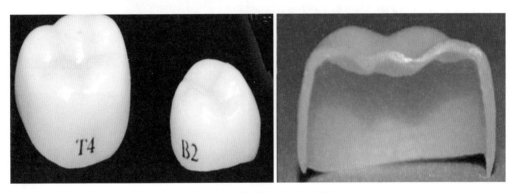

图 3-75　乳磨牙 Kinder 冠

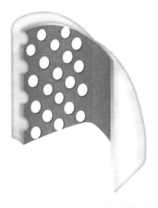

图 3-76　采用 Incisalock 技术增加机械固位力

　　专利抛光系统可以制作出无划痕显微表面，最小程度地减少对颌牙的磨损。约翰·伯吉斯（John Burgess）博士测试了抛光和上釉对釉质的磨损情况，并与常用的瓷和天然牙釉质进行了比较。其研究结果显示，抛光的氧化锆对釉质的磨损量仅为上釉的氧化锆的 1/8。

　　坚固、耐用、逼真的后牙 Kinder 冠的强度可达 1234 MPa（178976 psi），可与其他修复方式兼容。Kinder 冠坚固、操作方便、美观、质量稳定，提供了卓越的冠桥修复解决方案。儿童桥体上的牙齿完全是由复合材料制成的，比丙烯酸冠更耐用，而且支持椅旁操作。在色调选择中，Kinder 冠与 Bioform 或维塔比色板匹配。公司提供固定桥定制服务，以取代早失的乳牙（图 3-77）。图 3-78 ～ 图 3-80 为前牙 Kinder 冠黏固后的临床照片。

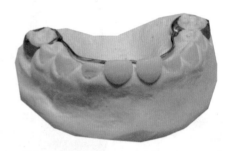

图 3-77　Kinder 冠用于固定桥修复

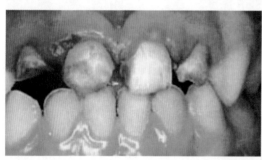
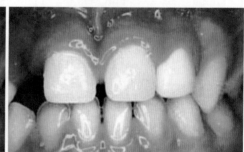

图 3-78　Kinder 冠修复病例 1

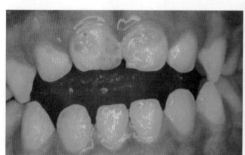
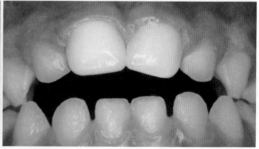

图 3-79　Kinder 冠修复病例 2

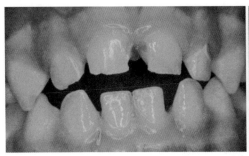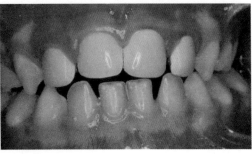

图 3-80　Kinder 冠修复病例 3

特点

- 提供儿童美学 Pedo 1 色调和 Pedo 2 色调。
- 耐用性优良：Kinder 冠表面可通过特殊的黏固剂与耐用性强、挠曲度高的牙科复合材料结合。
- 易于就位：与其他美学冠、透明冠和开面冠相比，前牙 Kinder 冠是一种省时、技术敏感度较低的替代品。为了更好地满足临床需求和医师偏好，Kinder 冠有常规长度或 1 mm 长度可供选择。

优点

- 可高温消毒，有外部标签，易于识别。
- 制造精密，以确保贴合。
- 有粗糙的外表面，便于夹持。
- 无污染，其内表面有助于更好地固位。

商品特性（图 3-74）

- 适用于乳后牙和乳前牙（表 3-14 和表 3-15）。
- 在 Pedo 1 或 Pedo 2 中，各有 D、E 两种型号，1～6 号尺寸。
- Pedo 2 色调是自然色调，而 Pedo 1 色调适用于喜好偏白色调的患者。

表 3-14　Kinder 冠后牙套装（128 个冠）

尺寸	B	I	S	L	A	J	T	K
1.3	1	1	1	1	1	1	1	1
2	2	2	2	2	2	2	2	2
2.5	1	1	1	1	1	1	1	1
3	2	2	2	2	2	2	2	2
3.3	1	1	1	1	1	1	1	1
4	2	2	2	2	2	2	2	2
4.5	1	1	1	1	1	1	1	1
5	2	2	2	2	2	2	2	2
5.5	1	1	1	1	1	1	1	1
6	1	1	1	1	1	1	1	1
6.3	1	1	1	1	1	1	1	1
7	1	1	1	1	1	1	1	1

表 3-15　Kinder 前牙冠套装

尺寸	中切牙		侧切牙		尖牙
	左	右	左	右	
1		2	2		
2		4	2		
3		4	4		
4		4	4		
5		2	4		
6		2	2		

前牙 Kinder 冠（图 3-73）

前牙 Kinder 冠有以下类型可供选择。

- 有左、右侧。
- 有通用型和预塑型。
- 有常规型和短型。
- 有 Pedo 1 色调和 Pedo 2 色调。

后牙 Kinder 冠（图 3-73）

- 色调：有 Pedo 1 和 Pedo 2 两种色调。Pedo 1 是一种浅色调，Pedo 2 是一种与天然牙匹配的 A_1/B_1 混合色调。
- 中型尺寸：专为第一乳磨牙和第二乳磨牙设计，可解决牙冠就位间隙过小或间隙丧失的问题。中型尺寸冠的颊舌径不变而近远中径减小，使牙冠就位更容易。

产品描述

36 个牙冠

·中切牙 2、3、4 号（各 4 个）。

·侧切牙 3、4、5 号（各 4 个）。

·中切牙 1、5、6 号（各 2 个）。

·侧切牙 1、2、6 号（各 2 个）。

128 个牙冠

尺寸：1.5、2.5、2.5、4.5、5.5、6、6.5、7 号（B、I、S、L、A、J、T、K 各 1 个）。

尺寸：2、3、4、5 号（B、I、S、L、A、J、T、K 各 2 个）。

制造商

Orthodontic technologies-Kinder Krown.

参考文献

http://www.kinderkrowns.com.

瓷睿刻冠

在大多数情况下，计算机辅助设计（computer aided design，CAD）/计算机辅助制造（computer aided manufacturing，CAM）修复体在准确度和精确度方面优于技工制作的修复体。椅旁修复经济型美学陶瓷冠（瓷睿刻冠）是采用 CAD/CAM 技术制作的全瓷冠。瓷睿刻冠由釉长石、微晶玻璃、胶结型二硅酸锂和高性能聚合物组成。这些材料具有保护牙体、生物相容性好、临床认可度高和长期耐用等特点。

传统的烤瓷冠修复需要两次就诊：初诊时主要进行牙体预备、印模制作、安装临时冠和制取加工厂使用的工作模型；复诊时去除临时冠，安装永久冠。

瓷睿刻冠单次诊疗修复（CAD/CAM 技术）

瓷睿刻冠使用 CAD/CAM 技术制作，牙冠修复一次完成，不需要复诊及制作临时冠。

瓷睿刻冠牙体预备与 SSC 的类似（图 3-81）。然后即用特殊相机采集预备后牙体的数字影像，将影像转换成牙齿的三维计算机模型（图 3-82 和图 3-83），指导设计、制作修复体（图

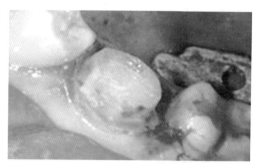

图 3-81　瓷睿刻冠修复牙体预备完成后

3-82）。将设计的牙齿修复体数据发送到铣床，铣床将高质量瓷块铣削制作成修复体。根据精确度和复杂度的不同，铣削过程需要 6 ～ 30 min（图 3-84）。最新的瓷睿刻冠 MCXL 机器可以在 6 min 内铣削制作出牙冠。瓷块有多种色调和颜色，牙医根据周围的牙齿选择最合适的色号（图 3-85）。牙冠或贴面制作完成后，可对其标记、染色，以匹配周围的牙齿，然后在熔炉中抛光或上釉。图 3-86 为乳牙瓷睿刻冠就位后的临床照片。

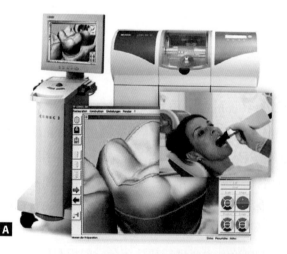

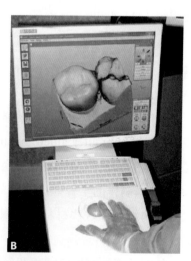

（A）瓷睿刻冠 CAD/CAM 技术制作流程；（B）生成三维计算机模型。

图 3-82　瓷睿刻冠的设计、制作

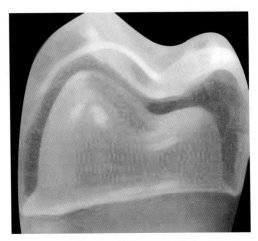

图 3-83　数字化牙齿模型

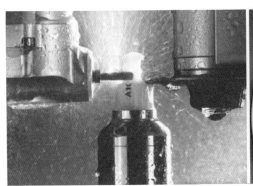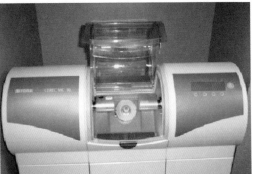

图 3-84　铣削制作瓷睿刻冠

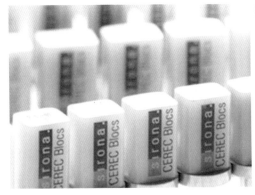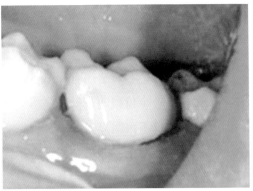

图 3-85　用于制备预成冠的瓷块　　图 3-86　乳牙瓷睿刻冠修复病例

优点

- 一次诊疗即可完成牙体预备和牙冠就位。
- 节省时间。
- 无须制作临时牙冠。
- 美观。
- 耐用。

缺点

- 美观不及加工厂制作的牙冠，尤其是后牙瓷睿刻冠。
- 需要培训牙医，使其掌握 CAD/CAM 技术。

参考文献

http://www.sirona.com/en/ products/digital-dentistry/cerec-chairside-solutions/?tab=241.

烤瓷冠

烤瓷是将桥或冠的基底合金表面熔附美学陶瓷的技术。美国牙科协会将冠或桥的基底合金分为以下三类。

- 高贵金属合金：高贵金属合金通常呈白金色（银色）。白金色是由添加了铂和钯等金属所致。这些金属提高了义齿的强度和硬度，使其更适合支撑外表面的瓷层。
- 贵金属合金：贵金属合金基本不含金，金被银和钯等贵金属所替代，因此，早期该合金价格明显低于高贵金属合金。近年来，由于钯价格上涨，两种合金的差价不再明显。
- 非贵金属合金：非贵金属合金不含贵金属，因此，其价格比高贵金属合金和贵金属合金要低得多。这年来，该合金已被证明是功能良好的义齿修复材料。非贵金属合金通常是镍和铬的合金，因此非常坚硬，在大跨度桥的制作中具有显著优势。该合金经酸蚀后微观表面粗糙，这使其成为制造黏固桥的首选合金。

因为非贵金属合金通常含镍，所以对镍过敏的患者应避免使用这种合金。高贵金属合金和贵金属合金一般没有过敏问题。贵金属合金和非贵金属合金在黄金价格管制解除后及金价急剧上升后逐渐成为牙科常用的合金。近年来，贵金属合金的价格不断上涨，因此，高贵金属合金和贵金属合金之间的差价很小。而非贵金属合金仍然保持着较低的价格。

生物冠

1964 年，乔萨克和艾德曼发表了第一篇切牙断冠黏固的病例报道，报道对根管治疗后的牙齿用铸造桩 / 核修复后进行了断冠再接。利用天然牙进行片段再黏固的技术被称为生物修复。生物修复符合天然牙的美学标准。生物修复是乳牙的治疗方法之一。生物修复体是由从自然拔除的牙齿或一些牙齿组织库中挑选的牙齿片段制成，并用双固化复合材料黏固到预备好的牙齿上。生物桩 / 核由拔除的天然牙的牙根制成。类似结构的存在可能有助于吸收和消除应力。利用天然桩 / 核的生物修复自然美观。生物桩 / 核、牙冠和贴面修复较其他美学材料便宜。这些修复操作简单，且不需要复杂的设备。

生物修复牙齿有以下两种方法。

1. 自体生物修复只有在牙齿片段条件较好的情况下才能进行。牙齿片段来源于患者自身。

2. 生物修复牙齿从捐赠的拔除牙齿上获得。牙齿片段可从捐赠的牙齿或牙齿库中获得。牙齿库中的牙齿已经完全刮除软组织、牙周残余物和牙髓组织，经彻底消毒后保存。牙齿库中的牙齿保存在 40 ℃的 Hank's 平衡盐溶液中，有捐赠参数，如牙齿的尺寸、颜色、形状、大小和年龄等。牙齿片段、黏固剂和修复材料的结合提供了良好的功能和美观效果。在牙体缺损严重的情况下，可以使用天然牙作为根管内桩。以生物修复体为桩 / 核，效果良好。这是一种高性价比的修复方法。

局限性

- 患者接受度不高。
- 缺乏具有相似结构和颜色的牙齿。
- 桩的制作需要技术健全的系统。
- 自然桩与根管的匹配度不佳，且难以获得无裂纹牙体组织。
- 寿命受许多因素的影响，如设计，根长、根径、黏固剂的箍效应、剩余牙体结构的质量和数量等。

生物修复体的生化特性决定了修复体的使用寿命。

牙体预备

预备牙冠片段以获取生物冠（图 3-87D）。

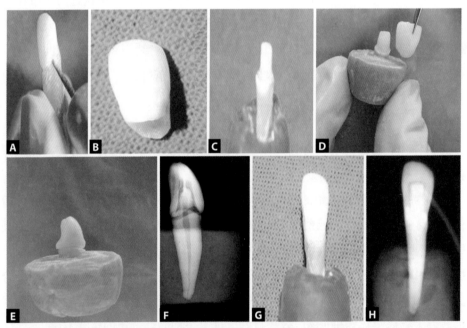

（A）牙齿冠部片切；（B）形成生物冠；（C）牙体预备以适应生物冠；（D、E）试戴生物冠；（F）生物冠就位后放射学评估；（G）生物冠粘接；（H）放射学评估粘接后生物冠。

图 3-87　生物冠修复的流程

冠部制作

- 通过测量牙库中的牙齿近远中径选择制作生物冠的合适牙齿。121 ℃高压灭菌牙齿 15 min。将灭菌牙齿的冠部在 CEJ 处切断，将牙冠的颈部和内部掏空，保留釉质和大约 1 mm 的牙本质（图 3-87A、B）。
- 将生物冠放在预备好的牙体上，并调整生物冠，使之吻合（图 3-87C ~ E）。

影像学评价

借助影像学检查确定生物冠与所预备的牙体是否吻合（图 3-87F）。

生物冠的黏固

- 对预备好的牙体和生物冠内表面用 37% 磷酸进行处理，涂布黏固剂并进行光固化。应用双固化树脂水门汀，将生物冠固定到位，直到黏固剂聚合完成。临床评估黏固后的牙冠（图 3-87G）。
- 黏固后再次拍摄影像片，以确认就位和黏固是否合适（图 3-87H）。

优点

- 舒适。
- 与天然牙一样美观。
- 具有天然牙釉质的生理磨损。
- 表面光滑度、颈部匹配度与周围牙齿协调。
- 无须长时间等待临床预约。
- 技术敏感性低。
- 诊疗时间短。
- 无须通过加工厂加工。
- 便宜。
- 发生离子腐蚀的可能性小。

· 保存天然牙齿的组织结构。

缺点

· 难以获得具有所需尺寸和特征的牙齿。
· 牙齿片段的颜色与剩余牙体的颜色匹配困难。
· 患者心理上不能接受把别人的牙齿片段放在自己口里。
· 有发生冠折的可能性。
· 牙冠片段边缘和牙齿表面之间老化。

里贝朗·普雷图（Ribeirao Preto，2007）进行了一项研究，旨在评估作为一种治疗乳磨牙牙冠大量缺损的生物修复方法，结果认为生物修复是可行的。巴塞洛斯（Barcelos）等（2003）报告了两例四五岁的低龄儿童病例，患儿由于广泛的龋损导致乳磨牙严重受损。研究人员使用牙齿片段对其进行了生物修复，从拔下的牙齿中选取牙齿片段，经过影像学和临床评估后，经高压灭菌预备洞形，用氢氧化钙和玻璃离子垫底后，再使用黏固剂和双固化树脂水门汀将之与剩余牙体黏固。

重要的是，应提前告知家长用于生物修复的牙齿片段已经经过消毒、灭菌，彻底消除了交叉感染风险或疾病传播的可能性。

参考文献

[1] BARCELOS R, NEVES A A, PRIMO L. Biological restorations as an alternative treatment for primary posterior teeth. J Clin Pediatric Dentistry. Summer. 2003, 27(04):305-310.

[2] RIBEIRÃO PRETO. Biological restorations as a treatment option for primary molars with extensive coronal destruction-report of two cases. Braz Dentistry J. 2007, 18(03):1-4.

[3] WADHWANI K K, HASIJA M, MEENA B, et al. Biological restorations: option of reincarnation for severely destructed teeth. Europian Journal of General Dentistry. 2013, 2(01):62-66.

[4] BABAJI P, KHANNA P, SHANKA R S, et al. Biologic Restoration: a treatment option for reconstruction of anterior teeth. JCDR. 2014, 11:11-13.

第4章

利用桩／核修复受损乳牙

普拉桑特·巴巴吉，维瓦吉特·拉姆普拉塔普·查拉西亚，

兰吉特库马尔·兰普拉塔普·查拉西亚，维纳伊库马尔·S.马萨马蒂，

K.维克拉姆·谢蒂

严重受损乳牙的处理

上颌乳前牙的广泛破坏常见于低龄儿童龋。对于这种情况，冠修复前进行牙髓治疗非常有必要，因为龋损大概率会累及牙髓。在一些低龄儿童龋的极端病例中，甚至会出现牙冠结构完全丧失的情况。直到现在，治疗低龄儿童龋的唯一方法就是拔除，原因是可用的材料有限及龋损的前牙牙冠破坏过于严重。

低龄儿童龋（图4-1）一般很小时就会累及上颌乳前牙，等到儿童去看牙医时，基本上大部分牙齿已被破坏。乳前牙早失可能会导致咀嚼功能降低、垂直距离丧失、不良习惯形成（如吐舌、发音问题等）、间隙丧失、功能性美学问题（如

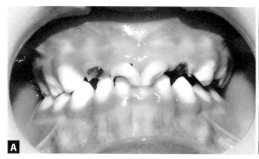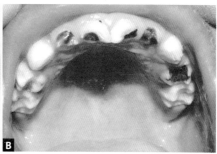

图 4-1　低龄儿童龋

错殆）和心理问题。因此，在乳牙脱落后和恒牙萌出前，非常有必要恢复乳牙列的完整性。

从牙医的角度看，对严重受损的乳前牙进行美学修复是非常有挑战性的，这不仅是因为现有的材料限制和技术限制，而且是因为这些患儿往往是最年幼和最难管理的群体之一。当乳前牙发生严重龋损时，缺乏足够的牙体组织来修复牙冠。对严重受损的牙齿进行修复，应提供持久、牢固、家长满意、患儿舒适和外形美观的修复方法。通常情况下，美学修复可以使用玻璃离子水门汀、树脂、复合材料和美学冠；如果牙齿受损严重、牙冠缺失较多，则需要使用桩/核构建牙齿结构，为未来的冠修复做准备。为了给冠修复提供足够的牙体结构支持，需要采用钉核、桩核等技术。桩用于固定核，核用于固定牙冠。如果可以成功地将牙冠固定在剩余的牙齿结构上，则不需要核；同样，如果可以将核固定在剩余的牙齿结构上，则不需要桩。桩与根管的成功黏固可将桩在根管内的楔入效应降至最低。在根管内黏固较短和较细的复合纤维桩时仅需去除少量的牙体组织。因为乳牙牙根是可吸收的，所以与恒牙相比，乳前牙的桩/核技术更为困难。

为了避免干扰恒牙的萌出，乳切牙的桩被放置在根管颈1/3处。桩应延伸至龈缘下3～4 mm，以形成固位，桩道宽度不应大于牙根直径的1/3。因为乳牙会发生生理性吸收，所以应使用短的固位桩，而不是使用较长的桩/核。在剩余牙体组织上制作乳牙桩/核应简单、省时、耐用、适用。牙医应保留3 mm的剩余根长，以获得足够的固位力和支抗力。采用玻璃纤维桩与复合材料结合，使用透明冠恢复牙冠外形，是一种简单、高效、美观的方法。

影响桩/核的因素

- 根管壁厚度。
- 龈上剩余牙体组织的体积和高度。
- 牙齿直径。
- 牙根形态。
- 支持骨组织情况。
- 牙齿在最终修复过程中的作用。
- 乳牙牙根的生理性吸收程度。

桩的分类

根据桩使用的材料分类

· 金属：不锈钢、镍铬合金、铸造金属。

· 非金属：包括以下几种。

1.树脂 / 纤维：复合桩、纤维桩、玻璃纤维增强复合树脂桩、聚乙烯纤维桩、树脂带。

2.陶瓷桩。

3.碳纤维桩。

4.天然牙齿。

根据桩道形状分类

· 蘑菇状、锥状、洋葱状。

根据桩形状分类

· 螺纹型、非螺纹型、阿尔法型、欧米伽型、半欧米伽型。

根据制作方法分类

· 直接法：金属桩、纤维桩（预制桩）。
· 间接法：复合树脂桩、定制桩。

桩道设计

蘑菇状桩道

蘑菇状桩道由 P.L. 卢德（P.L. Ludd）等（1990）发明。这种桩道相当不实用，因为切牙牙根是锥状的，蘑菇状桩道预备需要去除大量的根管壁的牙本质，所以会导致应力集中和牙根抗力的削弱。蘑菇状桩道头部预备不充分会导致牙冠固位不良

（图 4-2A）。

锥状桩道

格罗素（Grosso）发明了锥状桩道。这种桩道因为长度较短，所以固位力偏弱；当咬合力沿锥状桩道向外传导时，会在根管内产生应力集中的情况（图 4-2B）。

洋葱状桩道

洋葱状桩道可将咬合力产生的应力效应降至最低，形成合适的固位并获得上部修复体的最大固位力。球钻被用来制作桩道的洋葱状底部。该方法相对简单、耗时较少（图 4-2C）。

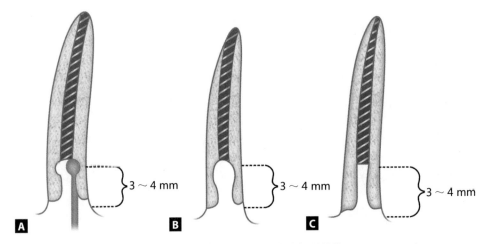

图 4-2　桩道类型（蘑菇状、锥状和洋葱状）

不同类型的桩

生物学桩

生物学桩来自患者或牙齿库的天然牙齿，操作简单、成本经济，但也有一些缺点，如需要牙齿库、捐赠者和接受者的同意，且可能存在交叉感染，这些问题使此种治疗方法在很大程度上难以被患者接受。

纤维桩

商品化纤维桩有各种直径和长度，牙医可根据根管和牙冠形状选择合适的桩体型号。

聚乙烯纤维桩

聚乙烯纤维桩（图 4-3）因为提高了强度、弹性模量和抗弯强度，且在树脂基体中几乎看不见，所以与玻璃纤维桩相比是首选。玻璃纤维桩无法黏固在树脂基体、碳纤维和凯夫拉纤维上，美观性较差。

修复前牙时，优先使用复合树脂增强型聚乙烯纤维桩和短桩技术，但需要先对患牙进行根管治疗并制备复合树脂短桩。

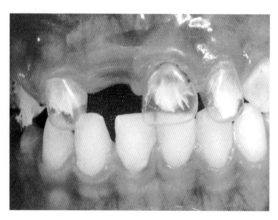

图 4-3　聚乙烯纤维桩
来源：杰恩（Jain）等，JISPPD.2011;4（29）:327-332。

玻璃纤维增强型复合树脂桩

玻璃纤维增强型复合树脂桩是新一代纤维桩，由密集填充的硅烷化 E 级玻璃纤维在光固化凝胶基质中形成。其纤维直径 7～10 微米，且有不同的编织结构，包括辫子形、交织形、纵向形等。其抗折强度（1280 MPa）接近牙本质，降低了根折的发生率。这种桩操作方便，可用于高应力承载区域，可与任何类型的复合材料结合。与其他类型桩相比，其在树脂基体中不可见，美观性更强。

复合桩（图 4-4）

复合桩是在桩道内直接制作的。其美观性高，但因为可发生聚合收缩，所以可能会引发固位风险。

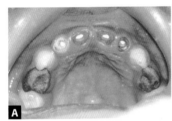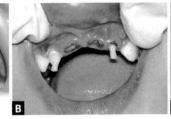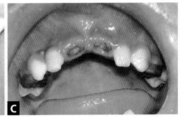

图 4-4　复合桩

金属桩

金属桩是由 22 号 /0.7 mm 不锈钢丝制作，硬度高，但美观性值得商榷。钢丝的末端可以是光滑的，也可以呈锯齿状（主要目的为增加固位力）。在金属桩的冠部有不同设计的核来支持上部牙冠结构。虽然传统的预制金属桩操作方便、成本低廉、节省时间，但很少被用于儿童，原因在于它可能会干扰乳牙牙根的生理性吸收。此外，将欧米伽、阿尔法桩和半欧米伽桩的正畸丝（图 4-5 和图 4-6）作为根管内桩，也是恢复乳前牙的简便技术，然而在大多数情况下，金属桩与根管内壁的匹配性不佳，在咬合力过大的情况下容易导致金属桩脱落或根折。

欧米伽型桩

欧米伽型桩由 22 号不锈钢丝制成，钢丝位于桩的冠方，可用于制作支持牙冠的核。

半欧米伽型桩

半欧米伽型桩由 22 号不锈钢丝制成，根内（根部）桩长 3～4 mm，龈缘上（冠部）桩长 2～3 mm。其冠部呈锯齿状，有利于更好地对复合材料核的固位。

阿尔法型桩

螺纹桩：螺纹桩的根部有螺纹，有利于固位，但螺纹的存在增加了应力集中的可能。

含固位元件的镍铬合金桩：镍铬合金桩不仅价格昂贵，需要加工厂制作，而且还会影响乳牙的自然脱落。

预成桩和铸造金属桩：可有螺纹，也可无螺纹（图 4-5）。

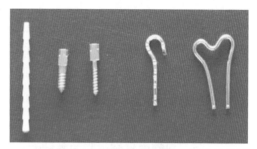

从左到右：纤维桩、螺纹桩、半欧米伽型桩和欧米伽型桩。

图 4-5　不同类型的桩

优点

· 桩有利于核的制作。

· 可使严重龋齿得以修复，以满足家长对美观的需求。

· 与纤维桩相比，金属桩的优点如下。

1. 半透明。

2. 树脂加强复合冠。

3. 操作方便。

乳牙桩的缺点

· 因为乳牙根长度较短且易发生生理性吸收，所以桩长度难以延伸。

· 可因桩过短而致固位不佳。

· 牙外伤可导致牙冠脱落。

桩 / 核冠的制作步骤（图 4-6）

· 进行局部麻醉。

· 用橡皮障隔离术区。

· 用球钻去除剩余的软化牙体组织。

· 根管充填 1 周后去除部分（3 ～ 4 mm）根管充填材料。预备根管后，冲洗根管并使之干燥。

· 选择桩（纤维桩或22号不锈钢丝）并插入预备好的根管内，在龈缘上保留桩长3~4 mm。

· 用37%磷酸酸蚀预备好的根管15~30 s，冲洗并吹干。

· 在根管内涂布薄层黏固剂，光固化。

· 用树脂分层充填技术（每层深度0.5 mm）将双固化复合树脂填充到预备好的桩道中。在第一层复合树脂压入根管后，将制备好的不锈钢丝插入根管中间。根管内复合树脂的黏稠性有助于不锈钢丝的稳定。光固化复合树脂。用充填器继续充填复合树脂并进行光固化。在根部以上的不锈钢丝周围堆塑复合树脂，构建核并光固化复合树脂。

· 通过影像学检查评估桩的位置及长度。

· 修整核，制备牙冠并试戴。选择合适的透明冠，修剪牙冠边缘以适合患牙，在牙冠上制作小孔，用所选色号的复合树脂填充透明冠，将牙冠就位，去除牙冠边缘多余的树脂并进行光固化。

· 当复合树脂固化完成后，用探针取下牙冠，必要时对牙冠进行轻度修整或抛光。

· 检查咬合情况，必要时进行调合。

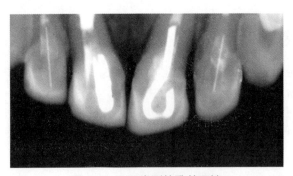

图 4-6　不同类型的乳前牙桩

桩 / 核技术的改良（图 4-7 和图 4-8）

- 流体复合树脂及纤维桩：如果使用流体复合树脂，则可将其与所选桩放置到根管内，然后进行光固化。在龈缘上方用流体复合树脂堆塑核（高 3 ~ 4 mm），以承托牙冠。
- 金属桩倒置插入技术：在该技术中，预制金属螺纹桩被倒置插入根管内。在插入根管前，将桩的锐角进行钝化处理，以防止发生应力集中。在根管内可用磷酸锌水门汀黏固桩。在冠方要保留 3 mm 的金属桩用于制作核。
- 复合桩：采用分层填充技术将复合材料填充到桩道中，直接制作复合桩。
- 将义齿黏固到相邻的天然牙上。

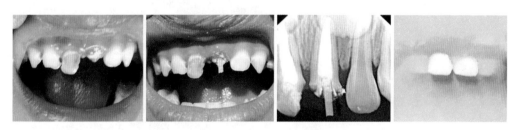

图 4-7　桩 / 核修复病例 1

牙齿：用高密度纤维带将人工牙直接黏固到相邻的天然牙上，不需要金属框架。方法是将纤维带从透明冠中心穿过，用复合树脂填充透明冠后和纤维带一起在口外进行光固化，然后用复合树脂将纤维带黏固到邻牙上。这种技术的优势是不需要去除牙体组织、加工费用低（图 4-9）。卡赛拉托（Casellato）等（2002）的体外研究显示，在对螺纹桩、含固位元件的镍铬合金桩、阿尔法型正畸丝、生物学桩和填充复合树脂的根管做剪切强度测试时，它们的抗折强度相似。帕拉雷特（Parrelaet）等（1995）报道，经过 10 个月的临床随访和影像学评估，螺纹桩和阿尔法正畸丝在乳前牙的成功率平均为 76.47%。对缺失的乳牙可以用纤维增强型透明冠代替（图 4-9A、B）。

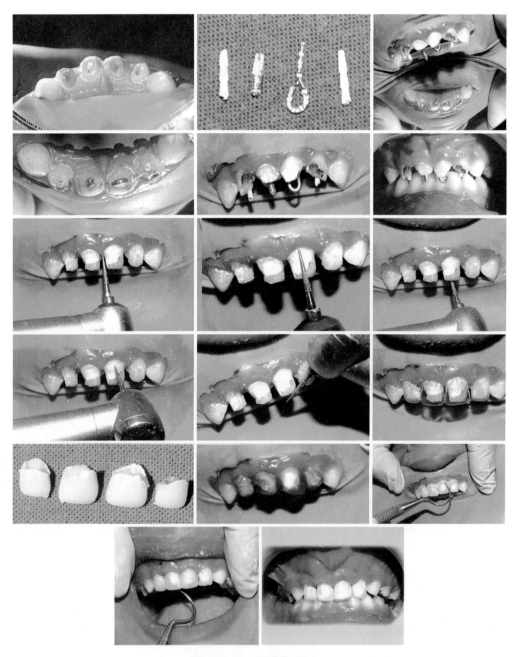

图 4-8　桩 / 核修复病例 2

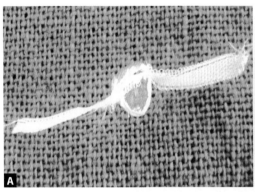
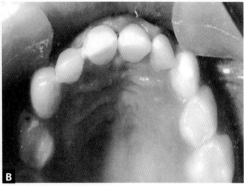

图 4-9　用纤维加固复合树脂冠制备义齿（桥体）
来源：杰恩等 JISPPD.2011；4（29）：327-332。

参考文献

[1]　ESHGHIN A, ESFAHAN R K, KHOROUSHI M. A simple method for reconstruction of severely damaged primary anterior teeth. Dental Research Journal.2011, 8（04）：221-225.

[2]　JAIN M, SINGLA S, BHUSHAN B A K KUMAR S, et al. Esthetic rehabilitation of anterior primary teeth using polyethylene fiber with two different approaches JournalofIndian Society of Pedodontics and Preventive Dentistry. 2011, 4（29）：327-332.

[3]　LEENA VERMA, SIDHI PASSI. Glass Fibre-Reinforced Composite Post and Core Used in Decayed Primary Anterior Teeth：A Case Report. Case Reports in Dentistry Volume 2011, Article ID 864254, pages, 201.

[4]　MENDES F M, DE BENEDETTO M S, DEL CONTE ZARDETTO, et al. Resin composite restoration in primary anterior teeth using short-post technique and strip crowns：A case report. Quintesence International. 2004, 35（09）：689 -692.

第 **5** 章

并发症的处理

普拉桑特·巴巴吉，S. 圣尼尔纳坦，尼廷·夏尔马，B.S. 苏雷什

牙冠倾斜

由于龋损或器械的过度切削导致的颊、舌壁完全破坏，会导致牙冠向缺如侧倾斜。戴冠之前，在牙体缺如侧使用银汞合金或玻璃离子水门汀修复可提供支撑，防止牙冠向牙体缺如侧倾斜。年轻恒磨牙发生牙冠倾斜可导致对颌牙过长。

邻面肩台

如果锥状车针预备邻面时角度偏斜，则将在邻面产生肩台，而不是无肩台的邻面片切（图 5-1）。如果不能清除邻面肩台，则将导致牙冠就位困难。当邻牙部分萌出、邻接未完全建立时，邻面预备较为困难。为了消除牙齿邻接，对龈下牙体需过度预备，否则会形成邻面肩台，甚至损伤正在萌出的恒牙。在这种情况下，可以推迟进行牙体预备和冠修复，直到邻接完全建立。

将细长的锥状车针与牙体长轴平行进行龈下牙体邻面片切，并在戴冠前用探针仔细

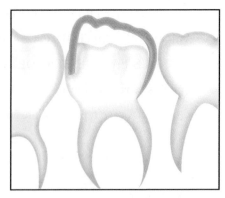

图 5-1 邻面肩台形成

探查，可以有效避免邻面肩台的形成。将乳牙邻面制备成刃状边缘而非肩台。可以通过龈下邻面片切消除邻面肩台。

不良颈缘

当牙冠就位不良时，其边缘密合性降低，继发龋可能在敞开的颈缘形成。颈缘不密合还会导致菌斑堆积和继发性龈炎。在黏固过程中，大量磷酸锌水门汀进入龈沟内，但年轻的牙周韧带组织对其耐受性很强，龈沟内异物并没有引起不适或牙龈炎。亨德森（1973）的研究表明，口腔卫生不良患者的牙出现菌斑和软垢的概率较高，同时牙龈炎的发生率会增加。为了减少牙龈问题，对预成冠修复的患者强调口腔卫生非常重要。

哈里森（Harrison）指出，全冠的终止线应在龈缘水平，而不是在龈缘下，以防止牙冠对牙龈产生持续刺激，导致不同程度的牙龈炎。因为乳牙殆龈距离短，所以需要将 SSC 的颈缘移至龈下，以获得足够的机械固位。亨德森研究了牙龈炎的病因，认为牙龈炎可能是由材料本身的刺激、悬突、粗糙表面、滞留的菌斑或这些因素的组合所致。最终的结论是，修复体边缘的牙龈炎是由菌斑激惹引起的，而非机械刺激所致。为了减少机械刺激，建议操作者重视牙冠评估中列出的标准（包括牙冠外形、颈缘密合、龈沟深度和冠长等），同时对患者进行口腔卫生宣教，强调保持口腔健康的重要性。

戈托（1970）和亨德森（1973）的研究表明，SSC 周围牙龈组织存在炎症。在 2 ～ 9 岁的儿童中，颈缘密合性良好的牙冠中有 23.6% 发生了牙龈炎，边缘密合性较差的牙冠中有 33% 发生了牙龈炎。他们认为，后一组牙冠颈缘密合性差导致的清洁不足是其牙龈炎高发的原因。迈尔斯（1975）指出，牙菌斑堆积解释了牙龈炎和 SSC 之间的联系。亨德森对 4 ～ 13 岁儿童的牙龈炎进行研究后认为，无论如何对预成冠进行精确地修剪、调整和抛光，总能观察到一些牙龈炎症，因为牙齿和预成冠在形状和形式上总是存在差异的。

杜尔（Durr）等（1982）的研究结果表明，口腔科本科生制作的大部分 SSC 在临床上能够行使功能，总体上可以接受。然而，大多数牙冠有一个或多个可观察到的缺陷，44 例患者中有 95 个冠被判定为不理想。其中牙冠缩颈是最常见的问题，其余如冠长、外形、位置、抛光、邻接、黏固等问题出现的频率依次递减，只有 6 位患者的 6 个牙冠被判定为理想修复。

福克斯等（1983）进行回顾性研究后认为，进行乳磨牙预成冠修复后，其继承恒牙周围的牙龈健康与口腔其他部位牙齿周围的牙龈健康并无差异。这表明，即使进行预成冠修复后乳牙周围出现牙龈炎，这个问题在乳牙脱落和恒牙萌出后也会得到解决。但这一结论不应当被错误解读为预成冠就位不良和轮廓不佳的理由。

预成冠过长

预成冠过长可通过牙龈变白来识别，其可导致牙周附着丧失和食物堆积并引发牙周问题。预成冠过长可以通过标记龈下适当延伸距离（龈缘下 1 mm）、修整颈缘、修剪多余牙冠、缩颈及抛光来解决。

预成冠误吞或误吸

由于儿童的不配合或牙医的疏忽，可能会发生预成冠误吞或误吸的情况。

预防预成冠误吞或误吸的方法

· 用橡皮障隔离术区，直至牙冠黏固结束，以有效防止误吞或误吸。
· 用纱布覆盖喉部。
· 用印模材料在牙冠的咬合面附着牙线也是一些临床医生的首选做法。

误吞或误吸的处理

· 牙冠脱落后立即检查牙冠在口腔中的位置。
· 立即倒立患儿，使其吐出预成冠。
· 建议拍摄后前位 X 线胸片，以检查牙冠的存在位置（图 5-2）。如果在胸片中没有发现预成冠，则其可能已进入消化道，一

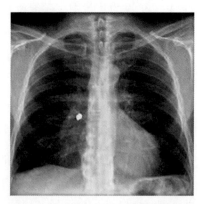

图 5-2　X 线胸片显示误吸的预成冠

般会在 5 ～ 10 d 内排出，在此期间家长应持续检查患儿的粪便，直至预成冠排出。如果没有在 X 线胸片或粪便中发现预成冠，则建议进行腹部 X 线检查。

儿童气道梗阻

如果患儿发生气道梗阻，则建议立即进行紧急处理（流程图 5-1）。对儿童进行心肺复苏的方法见流程图 5-2。

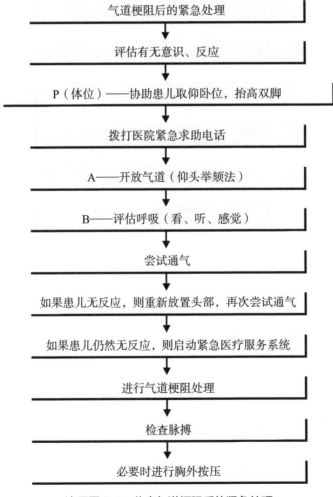

气道梗阻后的紧急处理

评估有无意识、反应

P（体位）——协助患儿取仰卧位，抬高双脚

拨打医院紧急求助电话

A——开放气道（仰头举颏法）

B——评估呼吸（看、听、感觉）

尝试通气

如果患儿无反应，则重新放置头部，再次尝试通气

如果患儿仍然无反应，则启动紧急医疗服务系统

进行气道梗阻处理

检查脉搏

必要时进行胸外按压

流程图 5-1　儿童气道梗阻后的紧急处理

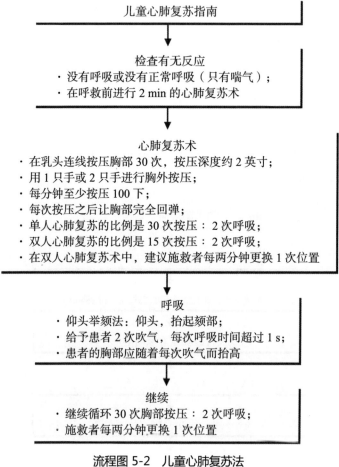

儿童心肺复苏指南

检查有无反应
· 没有呼吸或没有正常呼吸（只有喘气）；
· 在呼救前进行 2 min 的心肺复苏术

心肺复苏术
· 在乳头连线按压胸部 30 次，按压深度约 2 英寸；
· 用 1 只手或 2 只手进行胸外按压；
· 每分钟至少按压 100 下；
· 每次按压之后让胸部完全回弹；
· 单人心肺复苏的比例是 30 次按压：2 次呼吸；
· 双人心肺复苏的比例是 15 次按压：2 次呼吸；
· 在双人心肺复苏术中，建议施救者每两分钟更换 1 次位置

呼吸
· 仰头举颏法：仰头，抬起颏部；
· 给予患者 2 次吹气，每次呼吸时间超过 1 s；
· 患者的胸部应随着每次吹气而抬高

继续
· 继续循环 30 次胸部按压：2 次呼吸；
· 施救者每两分钟更换 1 次位置

流程图 5-2　儿童心肺复苏法

当基本操作无效时，执行以下处理方法。

施行海姆立克急救法（图 5-3）

· 如果患儿在地板上，则跪在患儿的脚边；如果患儿在桌子上，则站在患儿的脚边。

· 将一只手的掌根放在患儿的腹部中线上，即略高于肚脐、略低于剑突的位置。

· 将第二只手直接放在第一只手上。

· 挤压腹部 6 ～ 10 次。

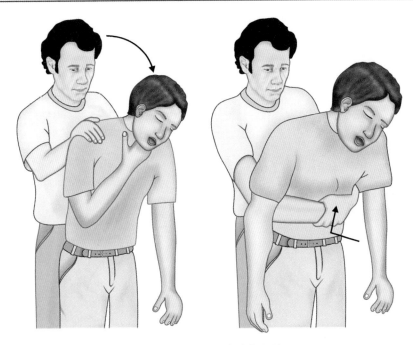

图 5-3 儿童海姆立克急救法

进行异物检查（图 5-4）

· 保持患儿面部朝上。

· 利用仰头举颏法使嘴巴张开。

· 观察口腔，用手指或麦吉尔（Magill）气管钳取出异物（如果可见的话）。

尝试通气

· 使用仰头举颏法开放气道（图 5-5）。

· 尝试通气。

· 如果不成功，则重复上述步骤，直到成功。

· 对 3 岁以上的儿童可考虑行环甲膜切开术（图 5-6），以畅通气道。

因为气道梗阻一般发生突然，情况危急，所以必须尽快识别和立即处理急性气道梗阻。为此，需要立即诊断是否为完全或部分气道梗阻，并尽快开始治疗。在口腔诊疗的过程中，物体落入口腔后部并进入咽部的可能性很大。因此，所有口腔科工作人员必须掌握急性气道梗阻的正确处理方法。

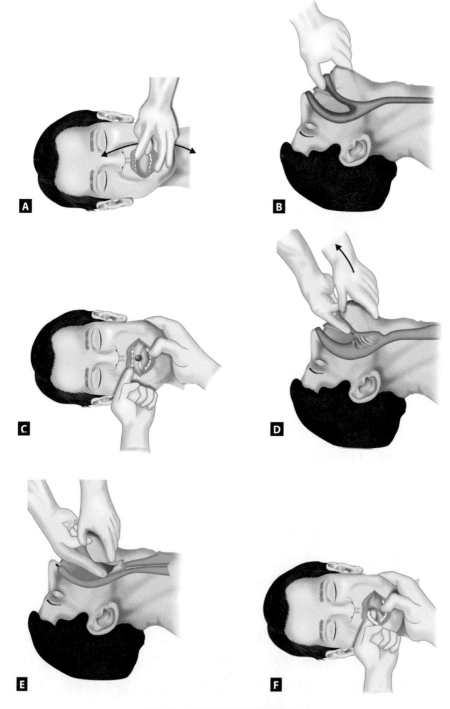

图 5-4　儿童口腔异物的检查

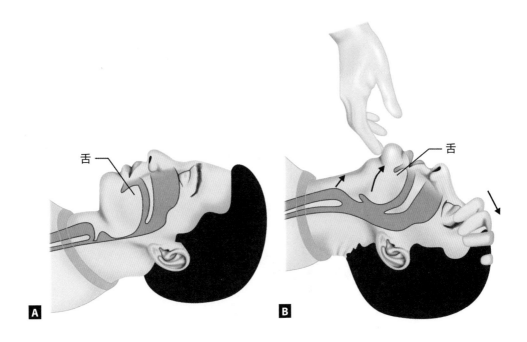

（A）舌体堵塞气道；（B）开放气道。

图 5-5 仰头举颏法

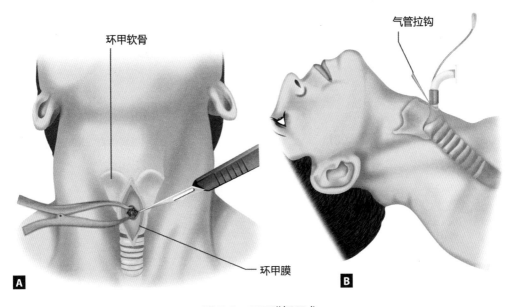

图 5-6 环甲膜切开术

在大多数情况下，引起急性气道梗阻的物体会牢牢地卡在气道中，在无特殊设备［如喉镜插管（图 5-7）或麦吉尔气管钳］的情况下仅仅通过口腔很难看到或感觉到。因此，医生必须能够立即识别气管梗阻并迅速采取行动取出异物。

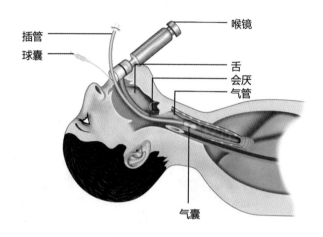

插管
球囊
喉镜
舌
会厌
气管
气囊

图 5-7　喉镜插管检查

有几种手动的、非侵入性的方法可用于急性气道梗阻处理，具体如下。

· 击打背部。

· 按压腹部。

· 按压胸部。

· 用手指清除异物。

如果牙冠进入支气管或肺部，则需要请专业医生会诊并使用支气管镜取出。意识清醒的儿童会出现咳嗽反射，减少误吸的机会，这种情况下误咽会更常见。临床上应该通过拍摄胸片来进一步确认牙冠的去向。

参考文献

STANLEY F MALAMED. Medical emergency in the dental office, 6th edition. Mosby Elsevier Publication, 2012.

第 **6** 章

表格与图表

普拉桑特·巴巴吉

不同儿童牙冠的对比见表 6-1。乳前牙全冠的对比见表 6-2。

表 6-1 不同儿童牙冠的对比

牙冠品牌	制造商	电话号码	基础套装	单冠	其他信息	缺点
NuSmile 冠	Orthodonic Technologies	1800–3465133	16个冠，260.00美元	前牙 17.98 美元；后牙 34.50 美元	• 有不同长度的树脂贴面 SSC 备选，舌面可内收； • 采用 Zirlock 技术； • 可高温灭菌； • 可防着色污染	• 价格昂贵； • 体积大； • 不能内收
新干禧冠	Space Maintainers Laboratory	1800–4233270	24个冠（前牙），290.00美元；12个冠（后牙），159.50美元	前牙 9.95 美元；后牙 12.95 美元	• 实验室增强型复合树脂冠形态	• 不能内收
郑氏冠	郑彼得Orthodontic Laboratory	1800–2886784	16个冠，280.00美元	前牙 19.00 美元；后牙 35.00 美元	• 树脂预贴面 SSC 单一牙冠长度； • 单一树脂贴面色调，只有舌面可内收	• 内收时贴面会折裂
Dura 冠	Space Maintainers Laboratory	1800–4233270	24个冠，396.00美元	前牙 16.50 美元	• 唇面、舌面都可内收； • SSC 伴弹性贴面	—

续表

牙冠品牌	制造商	电话号码	基础套装	单冠	其他信息	缺点
儿童甲壳冠	Space Maintainers Laboratory	1800-4233270	96 个前牙冠, 219.00 美元; 24 个第一磨牙冠, 64.50 美元	5 个前牙 / 后牙, 12.50 美元	·共聚物冠, 一种色调; ·可抗折裂、抗着色	·耐用性差
儿童珍珠冠	—	—	—	36 个前牙, 348.00 美元; 36 个后牙, 322.00 美元; 72 个牙冠, 513.80 美元	·环氧涂层贴面的厚壁铝冠; ·性价比高	·不可内收; ·相对较软; ·耐用性差
SSC	3M ESPE Unitek	—	48 个乳牙冠	前牙 / 后牙; 乳牙 / 恒牙	·技术敏感性低; ·有良好的适应性; ·可修剪、内收、塑型	·美观性差
Flex 冠	Space Maintainers Laboratory	—	24 个型号, 396.00 美元; 单牙, 12.50 美元	左、右侧前牙	·为 HDP 贴面, 可内收、塑型、挤压	—
儿童计算机冠	—	—	—	左、右侧前牙	·为复合材料贴面 SSC; ·不会磨损对颌牙	—

续表

牙冠品牌	制造商	电话号码	基础套装	单冠	其他信息	缺点
EZ 冠	—	—	—	—	·采用 Zirlock 技术固位; ·强度高; ·不会磨损对颌牙	·牙体预备量大
Kinder 冠	Mayclin Dental Studios	1800-5227883	16 个冠,259.00 美元	前牙,17.95 美元	·有不同长度可供选择; ·有两种色调树脂贴面 SSC 备选; ·只有舌面可内卷	·牙体预备量大
金阳极氧化铝冠	Pearson Dental Supplies,3M,Unitek	—	60 双尖牙,35.00 美元; 单冠,1.90 美元	—	·易于调整	·强度低; ·美观性差
透明冠	Space Maintainers Laboratory 3M	1800-4233270	96 个冠(前牙),210.00 美元; 48 个第一磨牙,116.00 美元; 48 个第二磨牙,116.00 美元	5 个前牙/后牙,11.00 美元	·呈无缝塑料冠形式,没有长的颈部肩领; ·折裂后可修复	·技术敏感性高

表 6-2 乳前牙全冠对比

技术	透明冠	SSC	开面冠	预贴面 SSC	全瓷冠/氧化锆冠	聚碳酸酯冠	生物冠
美观性	起初很好，使用一段时间后会变色	差	好，龈缘处会暴露金属	好	非常好	一般	非常好
耐用性	·固位取决于剩余牙体结构量及酸蚀程度； ·外伤会导致脱落	·非常好； ·内收和黏固后的牙冠非常牢固	·好，类似于 SSC； ·贴面会剥脱	好，但贴面偶尔会折裂	好	差	一般
耗时	耗时长，需隔离、酸蚀、试冠及冠修复	试冠最快	耗时最长，试冠耗时长；复合树脂修复耗时长	相比 SSC 耗时更长	试冠较快	耗时长	一般
选择标准	·美观性作为首要因素； ·足够的牙体组织； ·良好的隔湿和出血控制	·发生严重龋坏的牙齿； ·美观性要求不高； ·难以控制牙龈出血及隔湿； ·患者难以配合牙体预备	·发生严重龋损的牙齿； ·要求耐用； ·事故发生率高的儿童； ·严重的夜磨牙情况	·美观性为首要因素； ·难以控制出血	美观性为首要因素	临时修复	·要求自然美观性； ·经济实惠； ·患者能接受生物牙齿片段

续表

技术	透明冠	SSC	开面冠	预贴面 SSC	全瓷冠/氧化锆冠	聚碳酸酯冠	生物冠
内收、塑型、修剪	用剪刀修剪	可内卷及修剪	可内卷及修剪	可内收及修剪	不能内收及修剪	可内卷及修剪及塑型	不能内卷及塑型，但可以修剪
类型	前牙及后牙	· 未修剪，未塑型； · 预修剪； · 已塑型； · 可用于前牙及后牙	—	—	所有烤瓷冠（瓷贴面）	前牙及后牙	前牙
制造商	3M ESPE	3M ESPE	—	—	—	3M ESPE	—
缺点	技术敏感性高	美观性差	· 耗时； · 需要隔湿	· 难以内收及修剪； · 折裂后修复； · 困难； · 价格昂贵	· 不能内收及修剪； · 牙体预备量大	· 临时冠； · 强度一般	· 患者接受度不高； · 可选择性低； · 没有耐用性及强度研究
优点	· 美观； · 折裂后修复简单	· 技术敏感性低； · 剩余牙体结构要求低	美观	· 易于就位； · 技术敏感性低	美观	· 经济实惠； · 操作简单	· 经济实惠； · 操作简单

牙冠订购介绍

3M SSC，乳牙（磨牙、前牙），恒牙（磨牙、双尖牙），Unitek（图 6-1）。

3M ESPE Prefabricated Crown Order Form

Name ______________ Phone ______________

Address ______________

City, State, Zip ______________

Certified 3M ESPE Distributor ______________

INSTRUCTIONS: This order form is formatted the same as the 3M ESPE crown kit drawers to allow for easy ordering.
Fill in spaces with the number of refill boxes for each size. If there are two sizes in a space, circle the number you wish to order.

3M™ ESPE™ Stainless Steel Primary Molar*
________ Kit ND-96 **

LEFT					UPPER						RIGHT
D-UL-7	D-UL-6	D-UL-5	D-UL-4	D-UL-3	D-UL-2	D-UR-2	D-UR-3	D-UR-4	D-UR-5	D-UR-6	D-UR-7
E-UL-7	E-UL-6	E-UL-5	E-UL-4	E-UL-3	E-UL-2	E-UR-2	E-UR-3	E-UR-4	E-UR-5	E-UR-6	E-UR-7
D-LL-7	D-LL-6	D-LL-5	D-LL-4	D-LL-3	D-LL-2	D-LR-2	D-LR-3	D-LR-4	D-LR-5	D-LR-6	D-LR-7
E-LL-7	E-LL-6	E-LL-5	E-LL-4	E-LL-3	E-LL-2	E-LR-2	E-LR-3	E-LR-4	E-LR-5	E-LR-6	E-LR-7
					LOWER						

3M™ ESPE™ Stainless Steel Permanent Molar*
________ Kit PO-96 **

LEFT		UPPER		RIGHT	
6-UL-4	6-UL-3	6-UL-2	6-UR-2	6-UR-3	6-UR-4
6-UL-7	6-UL-6	6-UL-5	6-UR-5	6-UR-6	6-UR-7
6-LL-4	6-LL-3	6-LL-2	6-LR-2	6-LR-3	6-LR-4
6-LL-7	6-LL-6	6-LL-5	6-LR-5	6-LR-6	6-LR-7
		LOWER			

Unitek™ Stainless Steel Primary Molar
________ Kit 902150

FIRST PRIMARY						SECOND PRIMARY					
UR1 900121 UR7 900127	UR2 900122	UR3 900123	UR4 900124	UR5 900125	UR6 900126	UR1 900221 UR7 900227	UR2 900222	UR3 900223	UR4 900224	UR5 900225	UR6 900226
UL1 900111 UL7 900117	UL2 900112	UL3 900113	UL4 900114	UL5 900115	UL6 900116	UL1 900211 UL7 900217	UL2 900212	UL3 900213	UL4 900214	UL5 900215	UL6 900216
LR1 900141 LR7 900147	LR2 900142	LR3 900143	LR4 900144	LR5 900145	LR6 900146	LR1 900241 LR7 900247	LR2 900242	LR3 900243	LR4 900244	LR5 900245	LR6 900246
LL1 900131 LL7 900137	LL2 900132	LL3 900133	LL4 900134	LL5 900135	LL6 900136	LL1 900231 LL7 900237	LL2 900232	LL3 900233	LL4 900234	LL5 900235	LL6 900236

Unitek™ Stainless Steel Permanent Molar
________ Kit 902350

FIRST MOLAR							SECOND MOLAR		
UR-1 900321	UR-2 900322	UR-3 900323	UR-4 900324	UR-5 900325	UR-6 900326	UR-7 900327	LR+1 900441	LR+2 900442	LR+3 900443
UL-1 900311	UL-2 900312	UL-3 900313	UL-4 900314	UL-5 900315	UL-6 900316	UL-7 900317	LR+4 900444	LR+5 900445	LR+6 900446
LR-1 900341	LR-2 900342	LR-3 900343	LR-4 900344	LR-5 900345	LR-6 900346	LR-7 900347	LL+1 900431	LL+2 900432	LL+3 900433
LL-1 900331	LL-2 900332	LL-3 900333	LL-4 900334	LL-5 900335	LL-6 900336	LL-7 900337	LL+4 900434	LL+5 900435	LL+6 900436

Unitek™ Stainless Steel Primary Anterior
________ Kit 908100

CENTRALS (BLACK)			LATERALS (RED)			CUSPIDS (U-GREEN L-BLUE)		
UL1 907001	UL2 907002	UL3 907003	UL1 907021	UL2 907022	UL3 907023	U1 907041	U2 907042	U3 907043
UL4 907004	UL5 907005	UL6 907006	UL4 907024	UL5 907025	UL6 907026	U4 907044	U5 907045	U6 907046
UR1 907011	UR2 907012	UR3 907013	UR1 907031	UR2 907032	UR3 907033	L1 907051	L2 907052	L3 907053
UR4 907014	UR5 907015	UR6 907016	UR4 907034	UR5 907035	UR6 907036	L4 907054	L5 907055	L6 907056

Unitek™ Stainless Steel Permanent Bicuspid
________ Kit 902600

MAXILLARY				FIRST		MANDIBULAR		SECOND			
UR 00 900519	UR 0 900520	UR 1 900521	UR 2 900522	LR•0 900540	LR•1 900541	LR•2 900542	LR•3 900543	LR 0 900640	LR 1 900641	LR 2 900642	LR 3 900643
UR 3 900523	UR 4 900524	UR 5 900525	UR 6 900526	LR•4 900544	LR•5 900545	LR•6 900546	EMPTY	LR 4 900644	LR 5 900645	LR 6 900646	EMPTY
UL 00 900509	UL 0 900510	UL 1 900511	UL 2 900512	LL•0 900530	LL•1 900531	LL•2 900532	LL•3 900533	LL 0 900630	LL 1 900631	LL 2 900632	LL 3 900633
UL 3 900513	UL 4 900514	UL 5 900515	UL 6 900516	LL•4 900534	LL•5 900535	LL•6 900536	EMPTY	LL 4 900634	LL 5 900635	LL 6 900636	EMPTY

Crown Instruments

____ 800112 Crown Contouring Plier
____ 800417 Crown Crimping Plier
____ 800421 Small Crown Crimping Plier
____ 801201 Deluxe Straight Crown Scissor
____ 801202 Deluxe Curved Crown Scissor
____ 801203 Deluxe Curved Festooning Scissor

* Formerly 3M Ni-Chro Crowns
** Palmer Notation on Crowns

图 6-1 SSC 订购单

单个冠（磨牙、双尖牙）、金阳极氧化铝冠（磨牙、双尖牙）、聚碳酸酯冠、透明冠订单介绍（图 6-2 ～图 6-7）。

3M ESPE Prefabricated Crown Order Form

NOTE: If there are two sizes in a space, circle the number you wish to order.

3M™ ESPE™ Iso-Form™ Molar Crowns
________ Kit MC-64

UPPER (LEFT | RIGHT)

U69	U67	U65	U63	U61	U60	U62	U64	U66	U68
U79	U77	U75	U73	U71	U70	U72	U74	U76	U78
L69	L67	L65	L63	L61	L60	L62	L64	L66	L68
L79	L77	L75	L73	L71	L70	L72	L74	L76	L78

LOWER

3M™ ESPE™ Iso-Form™ Bicuspid Crowns
________ Kit BC-64

UPPER (LEFT | RIGHT)

U49	U47	U45	U43	U41	U40	U42	U44	U46	U48
U59	U57	U55	U53	U51	U50	U52	U54	U56	U58
L49	L47	L45	L43	L41	L40	L42	L44	L46	L48
L59	L57	L55	L53	L51	L50	L52	L54	L56	L58

LOWER

3M™ ESPE™ Gold Anodized Molar Crowns
________ Kit 942301

FIRST MOLAR						SECOND MOLAR		
UR-1 940321	UR-2 940322	UR-3 940323	LR-1 940341	LR-2 940342	LR-3 940343	LR+1 940441	LR+2 940442	LR+3 940443
UR-4 940324	UR-5 940325	UR-6 940326	LR-4 940344	LR-5 940345	LR-6 940346	LR+4 940444	LR+5 940445	LR+6 940446
UL-1 940311	UL-2 940312	UL-3 940313	LL-1 940331	LL-2 940332	LL-3 940333	LL+1 940431	LL+2 940432	LL+3 940433
UL-4 940314	UL-5 940315	UL-6 940316	LL-4 940334	LL-5 940335	LL-6 940336	LL+4 940434	LL+5 940435	LL+6 940436

3M™ ESPE™ Gold Anodized Bicuspid Crowns
________ Kit 942501

MAXILLARY			FIRST		MANDIBULAR	SECOND		
UR 00 940519 UR 0 940520	UR 1 940521	UR 2 940522	LR•1 940541	LR•2 940542	LR•3 940543	LR 1 940641	LR 2 940642	LR 3 940643
UR 3 940523	UR 4 940524	UR 5 940525 UR 6 940526	LR•4 940544	LR•5 940545	LR•6 900546 LR•0 940540	LR 4 940644	LR 5 940645	LR 6 940646 LR 0 940640
UL 00 940509 UL 0 940510	UL 1 940511	UL 2 940512	LL•1 940531	LL•2 940532	LL•3 940533	LL 1 940631	LL 2 940632	LL 3 940633
UL 3 940513	UL 4 940514	UL 5 940515 UL 6 940516	LL•4 940534	LL•5 940535	LL•6 940536 LL•0 940530	LL 4 940634	LL 5 940635	LL 6 940636 LL 0 940630

3M™ ESPE™ Polycarbonate Crowns
________ Kit C-180

CENTRALS

100	101	10	11	12	13	14	15	16	17	18	19	102	103

LATERALS

2	20	21	22	23	24			25	26	27	28	29	200

CUSPIDS

300	301	30	31	32	33	34	35	36	37	38	39	302	303

BICUSPIDS					BICUSPIDS				
40	41	42	43	44	54	53	52	51	50
INCISORS					INCISORS				
60	61	62	63	64	69	68	67	66	65

3M™ ESPE™ Pediatric Strip Crown Forms
________ Kit 915100**

UPPER CENTRALS

PATIENTS RIGHT			PATIENTS LEFT		
UR 1 914011	UR 2 914012	UR 2 914012	UL 1 914001	UL 2 914002	UL 2 914002
UR 3 914013	UR 3 914013	UR 4 914014	UL 3 914003	UL 3 914003	UL 4 914004

UPPER LATERALS

UR 1 914031	UR 2 914032	UR 2 914032	UL 1 914021	UL 2 914022	UL 2 914022
UR 3 914033	UR 3 914033	UR 4 914034	UL 3 914023	UL 3 914023	UL 4 914024

3M ESPE Customer Care Center U.S.A.: 1-800-634-2249
Canada: 1-888-363-3685

3M ESPE
Dental Products
2510 Conway Avenue
St. Paul, MN 55144-1000 USA

3M Deutschland GmbH
Dental Products
Carl-Schurz-Straße 1
41453 Neuss – Germany

3M, ESPE, Unitek and Iso-Form are trademarks of 3M or 3M Deutschland GmbH. Used under license in Canada.
© 3M 2013. All rights reserved.

70-2009-3546-1

44-0007-7203-6-C

图 6-2 预成冠订购单

3M™ Stainless Steel Crowns

范围	关键特征
短期或长期。	・所需调整最小。
牙列	・预先修剪、卷曲过。
乳牙或恒牙。	・具有精确的解剖结构。
选择	・与多面银汞合金冠修复相比寿命更长。
磨牙（乳牙、恒牙）。	

3M™ Stainless Steel Primary Molar–ND-96 Kit
Crown drawer only: ND-000

	LEFT			UPPER			RIGHT					
	D-UL-7	D-UL-6	D-UL-5	D-UL-4	D-UL-3	D-UL-2	D-UR-2	D-UR-3	D-UR-4	D-UR-5	D-UR-6	D-UR-7
	E-UL-7	E-UL-6	E-UL-5	E-UL-4	E-UL-3	E-UL-2	E-UR-2	E-UR-3	E-UR-4	E-UR-5	E-UR-6	E-UR-7
	D-LL-7	D-LL-6	D-LL-5	D-LL-4	D-LL-3	D-LL-2	D-LR-2	D-LR-3	D-LR-4	D-LR-5	D-LR-6	D-LR-7
	E-LL-7	E-LL-6	E-LL-5	E-LL-4	E-LL-3	E-LL-2	E-LR-2	E-LR-3	E-LR-4	E-LR-5	E-LR-6	E-LR-7

LOWER

LEFT		UPPER	RIGHT		
6-UL-4	6-UL-3	6-UL-2	6-UR-2	6-UR-3	6-UR-4
6-UL-7	6-UL-6	6-UL-5	6-UR-5	6-UR-6	6-UR-7
6-LL-4	6-LL-3	6-LL-2	6-LR-2	6-LR-3	6-LR-4
6-LL-7	6-LL-6	6-LL-5	6-LR-5	6-LR-6	6-LR-7

LOWER

3M™ Stainless Steel Primary Molar–PO-96 Kit
Crown drawer only: PO-000

3M™ Stainless Steel Crowns and
3M™ Uniteck™ Stainless Steel Crowns

图 6-3　3M SSC 订购单

3M™ Unitek™ Stainless Steel Crowns
(Contimased from page II)

3M™ Unitek™ Stainless Steel Permanent Molar–902350 Kit
Crown drawer only: PM-000

FIRST MOLAR						SECOND MOLAR		
UR-1 900321 UR-7 900327	UR-2 900322	UR-3 900323	UR-4 900324	UR-5 900325	UR-6 900326	LR+1 900441	LR+2 900442	LR+3 900443
UL-1 900311 UL-7 900317	UL-2 900312	UL-3 900313	UL-4 900314	UL-5 900315	UL-6 900316	LR+4 900444	LR+5 900445	LR+6 900446
LR-1 900341 LR-7 900347	LR-2 900342	LR-3 900343	LR-4 900344	LR-5 900345	LR-6 900346	LL+1 900431	LL+2 900432	LL+3 900433
LL-1 900331 LL-7 900337	LL-2 900332	LL-3 900333	LL-4 900334	LL-5 900335	LL-6 900336	LL+4 900434	LL+5 900435	LL+6 900436

Note:
Upper first and second molars utilize the same crown.

3M™ Unitek™ Stainless Steel Bicuspid– 902600 Kit
Crown drawer only: SB-000

UPPER			First bicuspids		LOWER		Second bicuspids	
UR1 900521	UR2 900522	UR3 900523	LR-1 900541	LR-2 900542	LR-3 900543	LR1 900641	LR2 900642	LR3 900643
UR4 900524	UR 5 900525 UR 0 900520	UR 6 900526 UR 00 900529	LR-4 900544	LR-5 900545	LR-6 900546 LR-6 900540	LR4 900644	LR5 900645	LR-6 900646 LR-0 900640
UL1 900511	UL2 900512	UL3 900513	LL-1 900531	LL-2 900532	LL-3 900533	LL1 900631	LL2 900632	LL3 900633
UL4 900514	UL 5 900515 UL 0 900510	UL 6 900516 UL 00 900509	LL-4 900534	LL-5 900535	LL-6 900536 LL-0 900536	LL4 900634	LL5 900635	LL 6 900636 LL 0 900630

Note:
Upper first and second bicuspids utilize the same crown.

图 6-4　3M Unitek SSC 订购单

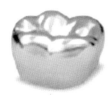

3M™ Iso-Form Crowns

范围

短期。

牙列

恒牙。

选择

磨牙及双尖牙。

关键特征

· 锡银合金。

· 预先修剪、塑型过。

· 可以拉伸和抛光，以适应边缘。

· 在单个牙上比丙烯酸或化学树脂放置更快。

3M™ Iso-Form™ Molar Crowns– MC-64 Kit
Crown drawer only: MC-000

Left- First Molar					UPPER			Right- First Molar		
U69	U67	U65	U63	U61		U60	U62	U64	U66	U68
Left- Second Molar								Right- Second Molar		
U79	U77	U75	U73	U71		U70	U72	U74	U76	U78
Left- First Molar								Right- First Molar		
L69	L67	L65	L63	L61		L60	L62	L64	L66	L68
Left- Second Molar								Right- Second Molar		
L79	L77	L75	L73	L71		L70	L72	L74	L76	L78
					LOWER					

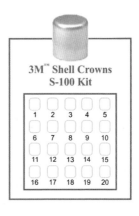

3M™ Shell Crowns S-100 Kit

1	2	3	4	5
6	7	8	9	10
11	12	13	14	15
16	17	18	19	20

3M™ Iso-Form™ Bicuspid Crowns– BC-64 Kit
Crown drawer only: BC-000

Left- First Bicuspid					UPPER			Right- First Bicuspid		
U49	U47	U45	U43	U41		U40	U42	U44	U46	U48
Left- Second Bicuspid								Right- Second Bicuspid		
U59	U57	U55	U53	U51		U50	U52	U54	U56	U58
Left- First Bicuspid								Right- First Bicuspid		
L49	L47	L45	L43	L41		L40	L42	L44	L46	L48
Left- Second Bicuspid								Right- Second Bicuspid		
L59	L57	L55	L53	L51		L50	L52	L54	L56	L58
					LOWER					

图 6-5 3M Iso-Form 冠订购单

3M™ Gold Anodized Crowns

范围

短期。

牙列

恒牙。

选择

磨牙、双尖牙。

关键特征

· 中硬铝材，经久耐用，性能优良。

· 金阳极氧化,可消除金属味和电流反应。

· 平行壁设计。

3M™ Gold Anodized Molar Crowns– 942301 Kit
Crown drawer only: GM-000

FIRST MOLAR						SECOND MOLAR		
◯	◯	◯	◯	◯	◯	◯	◯	◯
UR-1	UR-2	UR-3	LR-1	LR-2	LR-3	LR+1	LR+2	LR+3
940321	940322	940323	940341	940342	940343	940441	940442	940443
◯	◯	◯	◯	◯	◯	◯	◯	◯
UR-4	UR-5	UR-6	LR-4	LR-5	LR-6	LR+4	LR+5	LR+6
940324	940325	940326	940344	940345	940346	940444	940445	940446
◯	◯	◯	◯	◯	◯	◯	◯	◯
UL-1	UL-2	UL-3	LL-1	LL-2	LL-3	LL+1	LL+2	LL+3
940311	940312	940313	940331	940332	940333	940431	940432	940433
◯	◯	◯	◯	◯	◯	◯	◯	◯
UL-4	UL-5	UL-6	LL-4	LL-5	LL-6	LL+4	LL+5	LL+6
940314	940315	940316	940334	940335	940336	940434	940435	940436

Note:
Upper first and second molars utilize the same crown.

3M™ Gold Anodized Bicuspid Crowns– 942501 Kit
Crown drawer only: GB-000

UPPER			First Bicuspid		LOWER		Second Bicuspid	
◯	◯	◯	◯	◯	◯	◯	◯	◯
UR 00 940519 UR 0 948524	UR 1 940521	UR 2 940522	LR-1 940541	LR-2 940542	LR-3 940543	LR 1 940641	LR 2 940642	LR 3 940643
◯	◯	◯	◯	◯	◯	◯	◯	◯
UR 3 940523	UR 4 940524	UR 5 940525 UR 6 940526	LR-4 940544	LR-5 940545	LR-6 900546 LR-0 940540	LR 4 940644	LR 5 940645	LR 6 940646 LR 0 940648
◯	◯	◯	◯	◯	◯	◯	◯	◯
UL 00 640509 UL 0 940510	UL 1 940511	UL 2 940512	LL-1 940531	LL-2 940532	LL-3 940533	LL 1 940631	LL 2 940632	LL 3 940633
◯	◯	◯	◯	◯	◯	◯	◯	◯
UL 3 940513	UL 4 940514	UL 5 940515 UL 6 940516	LL-4 940534	LL-5 940535	LL-6 940536 LL-0 940530	LL 4 940634	LL 5 940635	LL 6 940636 LL 0 940630

Note:
Upper first and second bicuspids utilize the same crown.

图 6-6　3M 金阳极氧化铝冠订购单

3M™ Strip Crowns Forms

范围

短期。

牙列

恒牙。

选择

磨牙、双尖牙。

关键特征

· 中硬铝材，经久耐用，性能优良。

· 金阳极氧化，可消除金属味和电流反应。

· 平行壁设计。

3M™ Pediatric Strip Crown Forms–915100 Kit
Crown drawer only: PS-000

	UPPER CENTRALS		
Right			*Left*

UR 1	UR 2	UR 2	UL 1	UL 2	UL 2
814011	814012	814012	814001	814002	814002
UR 3	UR 3	UR 4	UL 3	UL 3	UL 4
814013	814013	814014	814003	814003	814004

	UPPER LATERALS		
Right			*Left*

UR 1	UR 2	UR 2	UL 1	UL 2	UL 2
814031	814032	814032	814021	814022	814022
UR 3	UR 3	UR 4	UL 3	UL 3	UL 4
814033	814033	814034	814023	814023	814024

3M™ Pediatric Strip Crown Forms

MANUAL DENTAL WIDTH 00 MM	LEFT	RIGHT
CENTRALS		
6.0	UL1	UR1
6.7	UL2	UR2
7.4	UL3	UR3
8.1	UL4	UR4
LATERALS		
4.3	UL1	UR1
5.1	UL2	UR2
5.9	UL3	UR3
6.7	UL4	UR4

图 6-7　3M 金阳极氧化铝冠订购单

3M™ Strip Crowns Forms

索 引

（按名词首字拼音排序）